Bases de la prescripción
del ejercicio terapéutico en
FISIOTERAPIA

Serie: MEDICINA
MANUALES Y TEXTOS UNIVERSITARIOS, nº 69

Bases de la prescripción del ejercicio terapéutico en Fisioterapia / Valladolid :
Ediciones Universidad de Valladolid, 2026

    130 p.; 24 cm. (Manuales y textos universitarios. Medicina; 69)
    ISBN 978-84-1320-390-4

1. Fisioterapia I. Ceballos Laita, Luis, coord. II. Robles Pérez, Román, coord.
III. Carrasco Uribarren, Andoni, coord. IV. Jiménez del Barrio, Sandra, coord.
V. Universidad de Valladolid, ed.

    615.81:796
    796.615.81

Coordinadores:

Luis Ceballos Laita   Andoni Carrasco Uribarren
Román Robles Pérez   Sandra Jiménez del Barrio

Bases de la prescripción
del ejercicio terapéutico en
FISIOTERAPIA

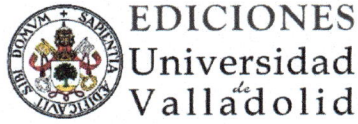

EDICIONES
Universidad de Valladolid

Autores por temas:

Tema 1:
LUIS CEBALLOS – IGNACIO HERNANDO – PILAR PARDOS

Tema 2:
SANDRA JIMÉNEZ DEL BARRIO – RICARDO MEDRANO – SARA CABANILLAS

Tema 3:
ROMÁN ROBLES – LUIS CEBALLOS

Tema 4:
ROMÁN ROBLES – LUIS CEBALLOS

Tema 5:
ANDONI CARRASCO – SILVIA PÉREZ – SANDRA JIMÉNEZ

© LOS AUTORES, Valladolid, 2026
Ediciones Universidad de Valladolid

ISBN 978-84-1320-390-4

DL: VA 126-2026

Motivo de cubierta: Imagen diseñada utilizando la IA
Preimpresión: Ediciones Universidad de Valladolid
Imprime: Ulzama Digital – España

Prólogo

El ejercicio terapéutico constituye en la actualidad uno de los pilares fundamentales de la intervención en fisioterapia. La creciente evidencia científica ha consolidado su eficacia no solo en la prevención y el tratamiento de múltiples patologías, sino también en la promoción de la salud, la mejora de la funcionalidad y la optimización de la calidad de vida de las personas. En este contexto, la correcta **prescripción del ejercicio terapéutico**, entendida como un proceso estructurado, individualizado y basado en parámetros clínicos y funcionales, se erige como una competencia esencial del fisioterapeuta.

El presente documento, **"Bases de la prescripción del ejercicio terapéutico en fisioterapia"**, nace con una clara vocación docente. Se concibe como un **manual de referencia para su aplicación en el Grado en Fisioterapia**, proporcionando al estudiantado los fundamentos teóricos y prácticos necesarios para comprender, diseñar, dosificar y gestionar programas de ejercicio terapéutico de manera segura, eficaz y basada en la evidencia científica. Al mismo tiempo, esta obra pretende servir como **guía de apoyo para el personal sanitario**, facilitando criterios claros para la parametrización del ejercicio y para su adecuada integración en los procesos asistenciales.

La fisioterapia, como disciplina sanitaria, ha experimentado una evolución significativa en su enfoque clínico, pasando de modelos centrados exclusivamente en técnicas pasivas a modelos activos, donde el paciente adquiere un papel protagonista en su proceso de recuperación. En este cambio de paradigma, el ejercicio terapéutico no es un recurso complementario, sino una **herramienta básica y distintiva de la práctica fisioterapéutica**, respaldada por el razonamiento clínico, la valoración funcional y la toma de decisiones individualizadas.

Este manual pone en valor el ejercicio terapéutico como una **competencia propia y transversal de la fisioterapia**, subrayando la responsabilidad del fisioterapeuta en su correcta prescripción y seguimiento. A lo largo de sus capítulos, se abordan los principios que sustentan el diseño de programas de ejercicio, la adaptación a diferentes contextos clínicos y poblaciones, así como la importancia de la educación terapéutica y la adherencia del paciente como elementos clave del éxito terapéutico.

En definitiva, esta obra aspira a ser una herramienta formativa rigurosa y accesible, que contribuya a la adquisición de competencias profesionales sólidas, fomente el pensamiento crítico y refuerce el papel del fisioterapeuta como profesional sanitario experto en el uso del ejercicio terapéutico para la mejora de la salud y la funcionalidad de las personas.

Tabla de contenido

TEMA 1. PROGRAMACIÓN DE LA RESPUESTA **11**

TEMA 2. EVALUACIÓN DEL PACIENTE **13**

2.1. ESQUEMA DE VALORACIÓN **13**

2.2. HISTORIA E INSPECCIÓN **15**

2.3. EVALUACIÓN DE LA FUERZA MUSCULAR **18**

2.3.1. Valoración de la fuerza isométrica con handgrip 19

2.3.2. Valoración de la fuerza isométrica con dinamómetro portátil (Lafayette) 20

2.3.3. Valoración de la fuerza dinámica mediante 1 REPETICIÓN MÁXIMA (RM) 20

2.3.4. Valoración del 1RM de forma indirecta o submáxima 22

2.3.5. Valoración del 1RM mediante RPE y RIR 24

2.3.6. Valoración mediante test funcionales validados para pacientes adulto-mayores 27

TEMA 3. PRINCIPIOS DE LA PRESCRIPCIÓN DE ENTRENAMIENTO DE FUERZA **43**

3.1. SELECCIÓN DE LA FUERZA COMO MÉTODO TERAPÉUTICO **43**

3.2. PRINCIPIOS BÁSICOS **44**

3.3. VARIABLES QUE COMPONEN LA CARGA **45**

3.4. MECANISMOS DE MEJORA DE LA FUERZA **46**

3.4.1. Hipertrofia 47

3.4.2. Adaptación neural 48

3.4.3. Generalidades 49

3.5. DISEÑO GENERAL DE PROGRAMAS DE FUERZA **51**

3.5.1. Diseño general de programa de hipertrofia 51

3.5.2. Diseño general de programa de fuerza con intensidades altas 53

3.5.3. Diseño general de programa de fuerza con intensidades bajas para personas desentrenadas 54

3.6. CONTROL DE LA CARGA EN CADA SESIÓN 56

3.7. RATIO DE CARGA 57

3.8. PROGRAMACIÓN DEL ENTRENAMIENTO DE FUERZA..57

    3.8.1. Programación de un aumento progresivo de la intensidad y reducción progresiva de las repeticiones por serie o programación de intensidad progresiva (PIP). 58

    3.8.2. Programación de un aumento progresivo de la intensidad absoluta con volumen e intensidad relativa estables o programación de intensidad estable (PIE). 59

3.9. PERIODIZACIÓN DEL ENTRENAMIENTO DE FUERZA 60

3.10. FENÓMENO DE SUPERCOMPENSACIÓN...63

Tema 4. PARTES DE LA SESIÓN Y EJERCICIOS BÁSICOS 65

4.1. PARTES DE LA SESIÓN DE ENTRENAMIENTO 65

    4.1.1. CALENTAMIENTO... 65

    4.1.2. Parte principal... 84

    4.1.3. Vuelta a la calma y descanso 107

TEMA 5. EJERCICIO TERAPÉUTICO EN PACIENTES CON DOLOR 113

5.1. SISTEMAS Y TIPOS DE DOLOR..113

    5.1.1. El sistema nervioso y el dolor neuropático... 113

    5.1.2. El sistema musculoesquelético y el dolor nociceptivo 114

    5.1.3. Tejidos sin lesión estructural y dolor nociplástico.................................. 114

    5.1.4. Otros factores agravantes del dolor... 115

5.2. ADAPTACIONES DEL SISTEMA MUSCULO-ESUQLÉTICO EN PACIENTES CON DOLOR...115

5.3. EL EJERCICIO TERAPÉUTICO EN PACIENTES CON DOLOR 116

5.4. PROGRAMACIÓN Y PERIODIZACIÓN BÁSICA EN PACIENTES CON DOLOR MUSCULOESQUELÉTICO 118

    5.4.1. Disconfort.. 119

    5.4.2. Recuperación entre sesiones... 120

    5.4.3. Tiempos de recuperación del tejido... 121

    5.4.3. Terapia multimodal.. 122

BIBLIOGRAFÍA..123

Tema 1. Programación de la respuesta

La programación y periodización del ejercicio terapéutico es un proceso complejo. El objetivo principal de todo fisioterapeuta es lograr las adaptaciones necesarias que permitan mejorar tanto los síntomas como la funcionalidad del paciente. Para alcanzar este propósito, se propone seguir una serie de pasos que se detallan a continuación:

Paso 0. Realizar una valoración inicial basada en el razonamiento clínico, con el fin de establecer un diagnóstico en Fisioterapia sustentado en los hallazgos más relevantes y coherentes con los signos y síntomas del paciente.

Paso 1. Definir los objetivos terapéuticos de manera realista, siguiendo el modelo **SMART** (por sus siglas en inglés):

- **S:** Específico
- **M:** Medible mediante instrumentos validados y fiables
- **A:** Alcanzable
- **R:** Relevante
- **T:** Delimitado en un Tiempo realista

Paso 2. En caso de que el plan de intervención se base en el ejercicio terapéutico, determinar de forma precisa el estado físico actual del paciente, así como su historial de entrenamiento previo y actual.

Paso 3. Establecer el marco temporal del paciente, es decir, el tiempo real disponible o al que esté dispuesto a dedicar al programa de ejercicio terapéutico.

Paso 4. Planificar el proceso de forma regresiva: partir del objetivo final y, desde allí, diseñar hacia atrás las sesiones individuales (**microciclos**), los mesociclos (4–6 semanas) y los macrociclos (8 semanas a 1 año).

También es posible optar por una planificación progresiva en lugar de regresiva. En este caso, se diseñan microciclos iniciales y, mediante un enfoque de ensayo y error, se observa si se producen las adaptaciones previstas, ajustando el plan de manera progresiva.

Tema 2. Evaluación del paciente

2.1. ESQUEMA DE VALORACIÓN

La evaluación del paciente debe ser un proceso ordenado, sistemático y continuo. La recogida de datos y su interpretación determinarán el estado de salud del paciente. El razonamiento clínico del fisioterapeuta es fundamental para orientar la secuencia exploratoria y seleccionar las herramientas óptimas durante la valoración y, en última instancia, para establecer el diagnóstico.

La mayoría de los autores recomienda iniciar la evaluación por el sistema nervioso (central y periférico), continuar con la función articular y, por último, con la función muscular. No debemos olvidar otros sistemas, como la piel y el sistema vascular; estos deberán valorarse cuando la historia clínica y el razonamiento clínico lo indiquen, ya que no forman parte de la exploración rutinaria en todos los casos.

En la mayoría de los pacientes encontraremos más de un tejido diana implicado en la disfunción; con frecuencia se combinan varias alteraciones en la patología neuromusculoesquelética. Una evaluación ordenada y sistemática permite, con frecuencia, identificar el tejido de mayor implicación y priorizar su abordaje. Por ejemplo: si existe una disfunción de origen neural, el tejido diana prioritario será el nervio; tratar otra estructura sin tener en cuenta esta prioridad puede incrementar la irritación Sistema Nervioso y agravar los síntomas.

Este manuscrito no pretende describir en detalle la valoración exhaustiva de todos los aspectos. A continuación se presenta el esquema de valoración sistemática paso a paso descrito por el fisioterapeuta noruego Freddy Kaltenborn (Kaltenborn et al., 2014).

ESQUEMA DE VALORACIÓN	PRUEBA
Historia clínica	PAR-Q para detectar contraindicación al ejercicio
Inspección estática	Volúmenes musculares, deformidades, estado de la piel
Inspección dinámica	Prueba de movilidad funcional (FMS)
Evaluación neurológica	Test neurodinámicos Evaluación neurológica
Rango de movimiento rotatorio	Goniometría o inclinometría activa y pasiva
Movilidad translatoria	Juego articular translatorio
Longitud muscular	Test de estiramiento muscular
Fuerza muscular	Pruebas isométricas Pruebas dinámicas Pruebas funcionales
Palpación	
Test complementarios	Otras capacidades Radiografía Resonancia Magnética...

Adaptado del libro "Manual Mobilization of the Joints-The Extremities 8th Edition by Freddy Kaltenborn (2014)"

2.2. HISTORIA E INSPECCIÓN

Previo a la evaluación de la fuerza, a la prescripción del ejercicio terapéutico o a la valoración de cualquier otra capacidad de la condición física, deben tenerse en cuenta las siguientes consideraciones:

- **Existencia de contraindicaciones** para la evaluación y la realización de la actividad física. Para ello, puede utilizarse el cuestionario **PAR-Q** (del inglés, Physical Activity Readiness Questionnaire)".

- **Condición física del paciente.** Se recomienda clasificar su estado de entrenamiento.

- **Capacidad de movimiento.** Esta puede valorarse mediante la herramienta **FMS** (*Functional Movement Screen*).

En primer lugar, la detección de contraindicaciones para la actividad física puede realizarse de manera sencilla con el cuestionario **PAR-Q**, propuesto por el Colegio Americano de Medicina del Deporte (ACSM, por sus siglas en inglés). Una respuesta afirmativa a cualquiera de sus preguntas alerta de una posible contraindicación y señala la necesidad de derivar al paciente al facultativo correspondiente. Si el paciente responde **"No"** a todas las preguntas, se descarta la existencia de contraindicaciones en ese momento. La validez del cuestionario se estima en **12 meses**, salvo que se produzca algún cambio en la situación clínica del paciente que modifique las respuestas.

Sí	No	
		¿Le ha dicho su médico alguna vez que padece una enfermedad cardiaca y que sólo debe hacer aquella actividad física que le aconseje un médico?
		¿Tiene dolor en el pecho cuando hace actividad física?
		En el último mes, ¿ha tenido dolor en el pecho cuando no hacía actividad física?
		¿Pierde el equilibrio debido a mareos o se ha desmayado alguna vez?
		¿Tiene problemas en huesos o articulaciones (por ejemplo, espalda, rodilla o cadera) que puedan empeorar si aumenta la actividad física?
		¿Le receta su médico algún medicamento para la tensión arterial o un problema cardíaco?
		¿Conoce alguna razón por la cual no debería realizar actividad física?

En segundo lugar, el **estado de entrenamiento de los pacientes** suele clasificarse en cuatro categorías:

- **No entrenado:** persona que nunca ha practicado actividad física de forma regular.
- **Principiante:** persona que ha realizado en algún momento de su vida actividad deportiva, pero que actualmente no mantiene este hábito. También incluye a quienes realizan ejercicio físico sin supervisión profesional ni control sobre patrones básicos de movimiento.
- **Intermedio:** persona que presenta control sobre los patrones básicos de movimiento, pero aún no posee la capacidad de mover eficazmente su propio peso corporal en dichos patrones.
- **Avanzado:** persona entrenada, con control sobre los patrones de movimiento básicos y capacidad para movilizar su propio peso corporal. Generalmente acumula al menos dos años de entrenamiento sistemático bajo pautas y supervisión profesional.

Por último, para la **evaluación de la capacidad de movimiento**, se recomienda la **prueba de movilidad funcional (FMS)** (véase Anexo I). Esta prueba consta de **siete ejercicios** diseñados para valorar la movilidad, estabilidad y control motor del paciente.

- **Sentadilla con brazos sobre la cabeza.**
- **Salto de obstáculo.**
- **Zancada en línea.**
- **Movilidad de hombros.**
- **Estabilidad en rotación.**
- **Elevación de la pierna recta.**
- **Estabilidad de tronco durante flexión de brazos.**

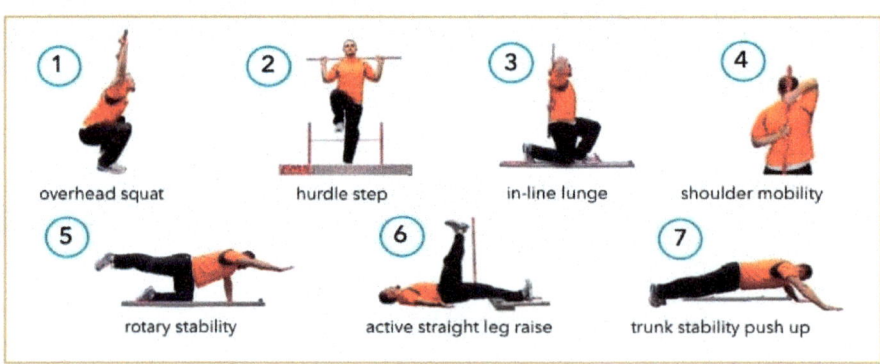

La **FMS** es una prueba ampliamente referenciada en el ámbito del entrenamiento físico; sin embargo, no está exenta de críticas. En el contexto de la Fisioterapia proponemos una modificación de este test, eliminando los ítems 4 (movilidad de hombros) y 6 (elevación de la pierna recta), por los motivos que se detallan a continuación:

- **Movilidad de hombros**

La FMS de movilidad de hombro depende de múltiples factores articulares y musculares, lo que dificulta considerarla una verdadera prueba de movilidad articular. En consecuencia, no discrimina de forma precisa las causas que pueden alterar el movimiento, lo que puede comprometer la validez de sus resultados.

La prueba consiste en intentar tocar con ambas manos un palo situado en la parte posterior de la espalda. Entre los factores que influyen en su ejecución destacan:

- La necesidad de un amplio rango de flexión en la articulación del codo.

- La elevación del brazo superior, que depende no solo de la cápsula articular del hombro, sino también de la extensibilidad del pectoral mayor y el tríceps.

- La rotación interna del brazo inferior, igualmente dependiente tanto de la cápsula articular como de estructuras musculares asociadas.

La alteración en cualquiera de estos componentes favorece compensaciones biomecánicas que distorsionan el movimiento, impidiendo que esta prueba se considere un verdadero indicador de la movilidad glenohumeral.

- **Elevación de la pierna recta**

Este test corresponde en Fisioterapia al *Straight Leg Raise* **(SLR)**, empleado clásicamente como prueba neurodinámica para valorar el estrés mecánico del nervio ciático y estructuras relacionadas.

Su utilización dentro de la FMS como indicador de la fuerza de los flexores de cadera, de la coordinación coxo-lumbo-pélvica o de la longitud de la musculatura isquiosural carece de validez. Diversos estudios han demostrado que la elevación de la pierna con la rodilla extendida genera una elevada tensión en el tejido neural posterior, lo que hace que las sensaciones percibidas sean predominantemente de origen neural y no reflejen de manera específica parámetros musculares o de control motor (Bueno-Gracia et al., 2020).

2.3. EVALUACIÓN DE LA FUERZA MUSCULAR

La **fuerza muscular** ha sido evaluada de múltiples formas a lo largo del tiempo. En la Fisioterapia clásica se utilizaba la **clasificación de Daniels**, que valora la fuerza mediante resistencias y asigna una puntuación de **0 a 5** en función de la capacidad del paciente para vencer la resistencia, ya sea gravitacional o manual, aplicada de forma progresiva por el evaluador.

Aunque este método ha estado ampliamente difundido en las Facultades de Ciencias de la Salud, su valoración se basa en un análisis **subjetivo**, ya que depende de la percepción del examinador. De este modo, ofrece una clasificación más **cualitativa** que cuantitativa de la fuerza muscular.

En la actualidad, gracias a nuevas herramientas e instrumentos de medición, es posible cuantificar la fuerza de manera mucho más **objetiva**. Sobre esta base, la valoración de la fuerza puede clasificarse en:

- Isométrica
  - o Handgrip
  - o Dinamómetría instrumental (Lafayette)
- Dinámica global
  - o 1 Repetición Máxima (1RM)
  - o RM submáximo
  - o Esfuerzo percibido (RPE) y repeticiones en reserva (RIR)
  - o Baterías funcionales

2.3.1. VALORACIÓN DE LA FUERZA ISOMÉTRICA CON HANDGRIP

Para valorar la **fuerza isométrica** de la musculatura del codo, antebrazo y mano, el instrumento de referencia más empleado en la actualidad es el **handgrip**.

La medición se realiza habitualmente con el paciente en **sedestación**, el **codo en extensión completa** y el **antebrazo en posición neutra de prono-supinación**. En dicha posición se le solicita al paciente que ejerza una fuerza progresiva de cierre de la mano hasta alcanzar la **contracción voluntaria máxima**.

A continuación, se presentan los **valores normativos** de este test, clasificados por rango de edad y sexo, según el estudio de **Hogrel** (Hogrel, 2015).

Esta prueba ha mostrado ser un predictor importante de la calidad de vida y de la longevidad en personas adulto-mayores (Gale et al., 2007). Observándose que aquellos sujetos con peores resultados tieenuna mayor tasa de mortalidad.

| Age range (years) | Gender | Number | Age (years) | | Left MGS (kg) | | | | Right MGS (kg) | | | |
| | | | | | MyoGrip | | Jamar | | MyoGrip | | Jamar | |
			mean	SD	mean	SD	mean	SD	mean	SD	mean	SD
5–10	F	12	8.0	1.4	10.8	3.5	13.4	5.1	11.6	3.6	13.8	4.7
	M	15	6.4	1.2	8.6	1.9	10.2	2.5	9.5	1.8	10.6	2.2
10–15	F	9	12.4	1.4	19.0	5.3	21.3	8.0	20.6	5.0	23.2	8.9
	M	11	12.3	1.4	21.0	5.3	23.9	6.6	22.5	5.0	26.3	6.8
15–20	F	15	17.5	1.5	26.1	4.4	29.7	4.5	27.9	4.4	31.1	4.1
	M	10	18.1	1.5	45.2	6.2	47.3	7.4	46.9	8.6	48.4	9.7
20–30	F	32	25.6	2.9	26.5	4.9	30.9	6.0	29.2	5.1	34.1	6.2
	M	27	24.5	2.9	45.4	6.0	50.7	7.7	48.5	5.8	53.9	6.8
30–40	F	31	35.0	2.8	28.3	5.0	32.9	4.4	30.8	5.2	35.9	5.0
	M	32	35.4	3.0	42.1	7.9	46.7	8.5	45.8	8.6	50.3	9.1
40–50	F	32	45.3	3.1	27.9	4.4	33.0	5.1	28.9	4.4	33.6	4.4
	M	26	44.5	3.1	46.1	7.7	51.1	8.7	47.7	7.4	53.2	8.6
50–60	F	29	55.1	2.5	26.5	3.8	30.9	4.2	27.9	3.6	32.9	5.0
	M	11	54.0	3.4	42.5	7.3	47.9	7.6	46.5	6.4	51.1	8.1
60–70	F	21	64.8	2.9	23.1	4.2	26.7	5.0	24.6	4.7	27.9	5.6
	M	11	64.4	3.5	40.4	7.3	45.7	9.4	41.6	8.8	46.8	11.7
70–80	F	17	73.7	2.8	23.9	4.0	25.2	4.6	25.5	4.2	27.2	5.3
	M	5	74.5	2.9	37.4	4.2	40.6	3.8	38.4	3.8	42.8	6.7

Tabla obtenida del artículo Grip strength measured by high precision dynamometry in healthy subjects from 5 to 80 years. Hogrel et al.,(2015).

2.3.2. VALORACIÓN DE LA FUERZA ISOMÉTRICA CON DINAMÓMETRO PORTÁTIL (LAFAYETTE)

La **fuerza isométrica** de los principales grupos musculares puede objetivarse mediante un **dinamómetro portátil**. El más utilizado en el ámbito de la investigación ha sido el **Lafayette 01655**, instrumento que ha demostrado ser **válido y fiable** para la medición de la fuerza isométrica.

La **estandarización de la posición** durante la medición constituye un aspecto fundamental. Por este motivo, diversos autores han propuesto posiciones específicas para la evaluación de distintos grupos musculares y han establecido valores normativos. Estos valores dependen no solo del grupo muscular evaluado, sino también de las características de la población analizada.

Uno de los estudios de referencia por su relevancia científica es el de **Andrews et al.**, que describe las posiciones de valoración de diferentes grupos musculares, proporciona valores normativos en personas sanas de entre **50 y 80 años** y señala diferencias en función del **sexo** (Andrews et al., 1996). A continuación, se proponen una serie de referencias de artículos que han estandarizado posiciones para la medición de la fuerza isométrica utilizando el dinamómetro portátil.

2.3.3. VALORACIÓN DE LA FUERZA DINÁMICA MEDIANTE 1 REPETICIÓN MÁXIMA (RM)

La **valoración del 1RM** (repetición máxima) se realiza de forma dinámica para estimar la fuerza máxima. Habitualmente, se aplica a movimientos globales que involucran varios grupos musculares, como la **sentadilla**, el **peso muerto o bisagra de cadera**, las **tracciones** o los **empujes**.

Se denomina **1RM** al máximo peso que una persona puede movilizar en una sola repetición de un gesto de forma técnica y segura. Este parámetro constituye una de las formas más útiles para calcular la fuerza máxima en un movimiento determinado.

No obstante, presenta algunas **contraindicaciones**:

- No debe aplicarse en personas no entrenadas, debido a la complejidad técnica y las altas intensidades.
- No se recomienda en ejercicios auxiliares o de músculos aislados, por la tendencia a compensar con otros grupos musculares.
- Requiere la presencia de un **ayudante o spotter** para garantizar la seguridad.

La **metodología** de aplicación incluye:

- Realizar un calentamiento previo.
- Incrementar progresivamente la carga y reducir el número de repeticiones (1.ª serie: 8–10 repeticiones; 2.ª serie: 5–6 repeticiones; 3.ª serie: 2–3 repeticiones).
- Realizar un máximo de tres intentos efectivos.
- Mantener descansos de 3 a 5 minutos entre cada intento

Es importante tener en cuenta que la **valoración del 1RM** no representa un dato "estático", ya que varía en función de la fatiga generada por cada repetición dentro de cada serie (denominada **carga aguda**).

En la actualidad se promueven métodos basados en la **medición de la velocidad de ejecución mediante encoders** para solventar este problemas (González-Badillo & Ribas-Serna, 2019). A través del control de la velocidad es posible determinar de manera más objetiva cuántas repeticiones pueden realizarse a una intensidad concreta antes de que aparezca una caída significativa en la velocidad de movimiento.

No obstante, no todos los profesionales disponen de dispositivos para objetivar la velocidad. Por este motivo, siguen utilizándose métodos de estimación del **1RM**, los cuales permiten cuantificar la carga de forma práctica y ajustar el entrenamiento según la **intensidad percibida por el paciente**, orientando así el trabajo hacia diferentes manifestaciones de la fuerza.

%1RM	N° estimado de repeticiones
100	1
95	2
93	3
90	4
87	5
85	6
83	7
80	8
77	9
75	10
70	11
67	12
65	15
60	17-20
50	30-50
40	50-100
30	>100

*Adaptado de Bompa & Buzzichelli (2019) *"Teoría y metodología del entrenamiento"* (Bompa & Buzzichelli, 2017).

2.3.4. VALORACIÓN DEL 1RM DE FORMA INDIRECTA O SUBMÁXIMA

En situaciones en las que no sea posible valorar el **1RM** de forma directa, se puede estimar la **fuerza dinámica** mediante un **test submáximo de 1RM**. Este método resulta útil en **pacientes con dolor durante la ejecución del movimiento** o cuando no se dispone del **equipamiento necesario** para realizar la prueba de 1RM directa.

Para llevar a cabo la evaluación:

1. Se selecciona un peso que el paciente pueda mover un máximo de **8 repeticiones**.

2. Se registra el **peso levantado**, el **número de repeticiones** y la **ecuación** elegida para el cálculo.

Es importante destacar que, a partir de 8 repeticiones, la estimación del 1RM mediante métodos submáximos se vuelve cada vez menos precisa. A lo largo de los años se han desarrollado y validado múltiples ecuaciones para aproximar el 1RM de manera fiable. Actualmente, las dos fórmulas más utilizadas para estimaciones precisas en **tren superior** y **tren inferior** son:

- **Brzycki**

$$1RM = \frac{\text{peso levantado}}{1,0278 - 0,0278 \times \text{repeticiones hasta fallo}}$$

- **Epley**

$$1RM = \text{peso levantado} \times (1 + 0,0333 \times \text{repeticiones hasta fallo})$$

TABLE 2. Prediction equations to estimate 1 repetition maximum from repetitions to fatigue.

Source	Equation
Adams (3)	1RM (kg) = RepWt/(1 −0.02 RTF)
Berger (4)	1RM (kg) = RepWt/(1.0261 −0.00262 RTF)
Brown (6)	1RM (kg) = (Reps × 0.0338 + 0.9849) × RepWt
Brzycki (7)	1RM (kg) = RepWt/(1.0278 −0.0278 RTF)
Cummings and Finn (10)	1RM (kg) = 1.175 RepWt + 0.839 Reps −4.29787
Kemmler et al. (17)	1RM (kg) = RepWt (0.988 + 0.0104 RTF + 0.0019 RTF^2 −0.0000584 RTF^3)
Lander (19)	1RM (kg) = RepWt/(1.013 −0.0267123 RTF)
Lombardi (20)	1RM (kg) = $RTF^{0.1}$ × RepWt
Mayhew et al. (21)	1RM (kg) = RepWt/(0.522 + 0.419 $e^{-0.055\ RTF}$)
O'Connor et al. (25)	1RM (kg) = 0.025 (RepWt × RTF) + RepWt
Reynolds et al. (26)	1RM (kg) = RepWt/(0.5551 $e^{-0.0723\ RTF\ +\ 0.4847}$)
Tucker et al. (31)	1RM (kg) = 1.139 RepWt + 0.352 Reps + 0.243
Wathen (33)*	1RM (kg) = RepWt/(0.488 + 0.538 $e^{-0.075\ RTF}$)
Welday (35)	1RM (kg) = (RTF × 0.0333) RepWt + RepWt

* Equation calculated from chart provided.
1 RM = 1 repetition maximum; RepWt = repetition weight, a load less than 1RM used to perform repetitions; RTF = repetitions to fatigue.

Tabla obtenida del estudio "Accuracy of prediction equations for determining one repetition maximum bench press in women before and after resistance training" (Mayhew et al., 2008).

2.3.5. VALORACIÓN DEL 1RM MEDIANTE RPE Y RIR

Cuando el objetivo es valorar la **fuerza dinámica** en personas poco entrenadas o desentrenadas, que no controlan los gestos de **sentadilla**, **bisagra de cadera**, **tracción** o **empuje**, la evaluación mediante un **test de 1RM máximo o submáximo** puede resultar lesiva o riesgosa.

Otro escenario en el que no es posible la valoración directa del 1RM es la **falta de equipamiento adecuado**. En estos casos, es posible estimar la fuerza utilizando métodos basados en la **percepción subjetiva del esfuerzo**, tales como la **escala de esfuerzo percibido (RPE, por sus siglas en inglés)** y las **repeticiones en reserva (RIR, por sus siglas en inglés)**.

La **RPE** se representa en una escala de **0 a 10**, donde 0 indica **ningún esfuerzo** y 10 corresponde a la **máxima intensidad posible** percibida por el paciente.

RPE	Significado
0	Reposo
1	Esfuerzo muy suave
2	Suave
3	Esfuerzo moderado
4	Esfuerzo algo duro
5	Duro
6	Más duro
7	Muy duro
8	Muy muy duro
9	Máximo
10	Extremo

El término **RIR** (*Repetitions in Reserve*, por sus siglas en inglés) se refiere al **número de repeticiones que el paciente se deja sin realizar** durante una serie. Por ejemplo, si un paciente completa una serie de 10 repeticiones y siente que podría haber hecho 2 repeticiones más antes de llegar al fallo, el RIR es 2.

La **RIR** se utiliza junto con la **escala de esfuerzo percibido (RPE)** para estimar la intensidad del entrenamiento de forma subjetiva y segura, especialmente en personas poco entrenadas, desentrenadas o cuando no se dispone de equipamiento para medir el 1RM de manera directa.

RPE	RIR
10	RIR 0
9,5	RIR 0
9	RIR 1
8,5	RIR 1-2
8	RIR 2
7,5	RIR 2-3
7	RIR 3
5-6	RIR 4-6
3-4	Esfuerzo suave
1-2	Casi sin esfuerzo

El uso de **RPE** y **RIR** se ha mostrado **correlacionado con el porcentaje del 1RM**, como se refleja en la siguiente tabla.

$$\%1RM = \frac{1}{0.0333\times (Reps + RIR) + 1}$$

# Reps	Reps in Reserve (RIR)												
	0	0.5	1	1.5	2	2.5	3	3.5	4	4.5	5	5.5	6
1	96.8%	95.2%	93.8%	92.3%	90.9%	89.6%	88.2%	87.0%	85.7%	84.5%	83.3%	82.2%	81.1%
2	93.8%	92.3%	90.9%	89.6%	88.2%	87.0%	85.7%	84.5%	83.3%	82.2%	81.1%	80.0%	79.0%
3	90.9%	89.6%	88.2%	87.0%	85.7%	84.5%	83.3%	82.2%	81.1%	80.0%	79.0%	77.9%	76.9%
4	88.2%	87.0%	85.7%	84.5%	83.3%	82.2%	81.1%	80.0%	79.0%	77.9%	76.9%	76.0%	75.0%
5	85.7%	84.5%	83.3%	82.2%	81.1%	80.0%	79.0%	77.9%	76.9%	76.0%	75.0%	74.1%	73.2%
6	83.3%	82.2%	81.1%	80.0%	79.0%	77.9%	76.9%	76.0%	75.0%	74.1%	73.2%	72.3%	71.4%
7	81.1%	80.0%	79.0%	77.9%	76.9%	76.0%	75.0%	74.1%	73.2%	72.3%	71.4%	70.6%	69.8%
8	79.0%	77.9%	76.9%	76.0%	75.0%	74.1%	73.2%	72.3%	71.4%	70.6%	69.8%	69.0%	68.2%
9	76.9%	76.0%	75.0%	74.1%	73.2%	72.3%	71.4%	70.6%	69.8%	69.0%	68.2%	67.4%	66.7%
10	75.0%	74.1%	73.2%	72.3%	71.4%	70.6%	69.8%	69.0%	68.2%	67.4%	66.7%	66.0%	65.2%
11	73.2%	72.3%	71.4%	70.6%	69.8%	69.0%	68.2%	67.4%	66.7%	66.0%	65.2%	64.5%	63.9%
12	71.4%	70.6%	69.8%	69.0%	68.2%	67.4%	66.7%	66.0%	65.2%	64.5%	63.9%	63.2%	62.5%
13	69.8%	69.0%	68.2%	67.4%	66.7%	66.0%	65.2%	64.5%	63.9%	63.2%	62.5%	61.9%	61.2%
14	68.2%	67.4%	66.7%	66.0%	65.2%	64.5%	63.9%	63.2%	62.5%	61.9%	61.2%	60.6%	60.0%
15	66.7%	66.0%	65.2%	64.5%	63.9%	63.2%	62.5%	61.9%	61.2%	60.6%	60.0%	59.4%	58.8%
16	65.2%	64.5%	63.9%	63.2%	62.5%	61.9%	61.2%	60.6%	60.0%	59.4%	58.8%	58.3%	57.7%
17	63.9%	63.2%	62.5%	61.9%	61.2%	60.6%	60.0%	59.4%	58.8%	58.3%	57.7%	57.2%	56.6%
18	62.5%	61.9%	61.2%	60.6%	60.0%	59.4%	58.8%	58.3%	57.7%	57.2%	56.6%	56.1%	55.6%
19	61.2%	60.6%	60.0%	59.4%	58.8%	58.3%	57.7%	57.2%	56.6%	56.1%	55.6%	55.1%	54.6%
20	60.0%	59.4%	58.8%	58.3%	57.7%	57.2%	56.6%	56.1%	55.6%	55.1%	54.6%	54.1%	53.6%

La integración de estos métodos da lugar al denominado **carácter de esfuerzo (CE)**, que se interpreta mediante la relación:

$$CE = \text{número de repeticiones realizadas(número de repeticiones realizables)}$$

Por ejemplo, si un paciente realiza 8 repeticiones de un máximo de 10 posibles, esto correspondería a un RPE de 8, RIR de 2 y aproximadamente 75% del 1RM, y se representaría como:

$$CE = 8(10)$$

A continuación, se presentan los **estándares de fuerza** para adultos de entre **35 y 60 años**, aplicables a los principales gestos: **sentadilla**, **bisagra de cadera**, **empuje**, **tracción** y **core**, según los datos reportados por **Cosgrove y Rasmussen** (Cosgrove & Rasmussen, 2021).

Patrón de movimiento	Ejercicio	Hombres	Mujeres
Sentadilla	Sentadilla trasera	1 rep con PCx1,5	1 rep con PCx1,0
	Sentadilla frontal	1 rep con PCx1,125	1 rep con PCx0,875
	Sentadilla unipodal	5 reps por lado con PC	5 reps por lado con PC
Bisagra de cadera	Peso muerto	1 rep con PCx1,75	1 rep con PCx1,125
	Peso muerto unipodal	6-8 reps por cada lado con PCx0,5	6-8 reps por cada lado con PCx0,4
Empuje	Flexiones	20 reps con PC	10 reps con PC
	Press de banca	1 rep con PCx1,0	1 rep con PCx0,6
	Press vertical	1 rep con PCx0,6	1 rep con PCx0,4
Tracción	Dominada supina	3-5 reps con el PC	1 rep con el PC
	Remo invertido	5-10 reps con PC	1-5 reps con PC
	Remo unilateral	6-8 reps por cada lado con PCx0,4	6-8 reps por cada lado con PCx0,25
Core	Roll out arrodillado	5 reps con PC	5 reps con PC

PC: peso corporal. *Tabla modificada de "Diseño de programas de entrenamiento" de Cosgrove y Rasmussen (2021).*

2.3.6. VALORACIÓN MEDIANTE TEST FUNCIONALES VALIDADOS PARA PACIENTES ADULTO-MAYORES

En los casos en los que ninguno de los métodos previos pueda aplicarse a nuestro paciente, existen numerosas **baterías funcionales** disponibles para la valoración de la fuerza muscular. Estas baterías son especialmente útiles en poblaciones como **adultos mayores sanos o frágiles, pacientes con patologías neuromusculoesqueléticas** y **personas desentrenadas**.

La literatura científica reporta decenas, incluso cientos, de baterías funcionales publicadas. Sin embargo, no todas han demostrado la misma **validez** ni **fiabilidad**, y lo más importante, **no todas miden de manera precisa la capacidad que afirman evaluar** (por ejemplo, la flexibilidad en el FMS).

Por este motivo, a continuación, se presentan los **test funcionales considerados más relevantes** para la valoración de la fuerza muscular en población adulta.

2.3.6.1. FUERZA DE MIEMBROS INFERIORES

- **Sit-to-stand test (Test de sentarse y levantarse)**

Existen dos **principales tests de Sit-to-Stand (STS)** ampliamente respaldados por la literatura: el **30s STS** y el **5-repetition STS**.

- El **30s STS** mide la capacidad del paciente para levantarse y sentarse de una silla tantas veces como pueda en **30 segundos**.
- El **5-repetition STS** mide el **tiempo necesario** para completar cinco levantamientos consecutivos.

Ambas pruebas se utilizan como una forma de valorar la **fuerza funcional de los miembros inferiores**, ya que implican los principales grupos musculares de estas extremidades.

Para realizar las pruebas:

1. El paciente debe permanecer sentado correctamente en una **silla sin respaldo**, con los **brazos cruzados sobre el pecho**.
2. Se le solicita que, al iniciar el tiempo, **se levante y se siente de manera completa**.
3. Para el **30s STS**, se indica que debe levantarse y sentarse tantas veces como pueda durante 30 segundos.
4. Para el **5-repetition STS**, se indica que debe levantarse y sentarse cinco veces lo más rápido posible.
5. Solo se consideran **válidas** las repeticiones realizadas de manera **correcta y completa**.

A continuación, se presentan los **valores normativos** de ambas pruebas, divididos por grupos de edad desde los **14 hasta los 85 años**, según el estudio de **Rikli & Jones** (Rikli & Jones, 2013), y el estudio de **Bohannon** et al. (Bohannon et al., 2010).

Age	60-64	65-69	70-74	75-79	80-84	85-89	90-94
Women	15	15	14	13	12	11	9
Men	17	16	15	14	13	11	9

Tabla extraída del artículo "Development and Validation of Criterion-Referenced Clinically Relevant Fitness Standards for Maintaining Physical Independence in Later Years".

Table 1
Descriptive statistics for five-repetition sit to stand test times by age category

Age (n)	Mean $\pm$ SD (95% CI)	Min-Max
14–19 (25)	6.5 $\pm$ 1.2 (6.0–7.0)	4.7–9.7
20–29 (36)	6.0 $\pm$ 1.4 (5.6–6.5)	3.9–11.2
30–39 (22)	6.1 $\pm$ 1.4 (5.5–6.8)	4.1–10.4
40–49 (15)	7.6 $\pm$ 1.8 (6.6–8.6)	5.6–13.2
50–59 (20)	7.7 $\pm$ 2.6 (6.5–8.9)	4.2–12.1
60–69 (25)	7.8 $\pm$ 2.4 (6.8–8.7)	4.7–15.1
70–79 (24)	9.3 $\pm$ 2.1 (8.4–10.1)	5.5–13.3
80–85 (14)	10.8 $\pm$ 2.6 (9.3–12.3)	5.8–17.6
14–85 (181)	7.5 $\pm$ 2.4 (7.1–7.8)	3.9–17.6
50–85 (83)	8.7 $\pm$ 2.6 (8.1–9.3)	4.2–17.6

Tabla extraída del artículo "Sit-to-stand test: Performance and determinants across the age-span".

- **Standing heel raise test (test de ponerse de puntillas)**

Este test evalúa el **número total de flexiones plantares** que un paciente puede realizar en **bipedestación**, con el objetivo de valorar la **fuerza de la musculatura del tríceps sural**.

Para llevar a cabo la prueba:

1. El paciente se coloca en **bipedestación**, con **rodilla y tronco en posición vertical**, apoyando el pie de la extremidad a valorar sobre un soporte que permita aproximadamente **10° de inclinación hacia la flexión dorsal**.

2. Para mejorar el equilibrio, se permite apoyar las **puntas de los dedos en una pared** a la altura de los hombros.

3. El paciente puede utilizar **zapatillas deportivas habituales**.

4. Se solicita realizar **el mayor número posible de ciclos de flexión plantar** hasta el **fallo muscular**, manteniendo una **cadencia de 60 repeticiones por minuto**, que puede controlarse con un metrónomo.

La prueba se **interrumpe** cuando se produce alguna de las siguientes situaciones:

- El paciente **no puede completar más ciclos** debido al fallo muscular.

- Se observan **compensaciones** mediante rodilla, cadera o tronco.

- El paciente **utiliza las manos como asistencia** para realizar el movimiento, en lugar de solo para mantener el equilibrio

Hebert-Losier et al. (Hébert-Losier et al., 2017), describió los valores normativos de esta prueba en función del rango de edad, del sexo y del lado dominante.

Age (years)	Male		Female	
	Left side	Right side	Left side	Right side
20	37.4 (15.8, 51.1)	37.5 (16.7, 55.3)	29.6 (13.2, 47.2)	30.7 (13.6, 49.4)
30	32.7 (12.7, 47.5)	33.0 (13.7, 50.4)	26.8 (10.6, 44.2)	28.0 (11.1, 46.0)
40	28.1 (9.6, 43.9)	28.5 (10.6, 45.6)	24.0 (8.0, 41.2)	25.3 (8.6, 42.5)
50	23.5 (6.5, 40.4)	24.0 (7.6, 40.7)	21.3 (5.5, 38.3)	22.6 (6.4, 39.1)
60	18.8 (3.4, 36.8)	19.5 (4.5, 35.9)	18.5 (2.9, 35.3)	19.9 (3.5, 35.7)
70	14.2 (0.3, 33.2)	14.9 (1.5, 31.0)	15.7 (0.3, 32.3)	17.2 (1.0, 32.2)
80	9.6 (0.0, 26.6)	10.4 (0.0, 26.2)	12.9 (0.0, 29.4)	14.5 (0.0, 28.8)

Estimates are for individuals with a body mass index of 24.2 kg/m^2 and a physical activity

Tabla extraída de "Updated reliability and normative values for the standing heel-rise test in healthy adults".

2.3.6.2. FUERZA DE MIEMBRO SUPERIORES

- **Arm Curl o curl de bíceps**

Este test evalúa el **número total de flexiones de brazo** que un paciente puede realizar, utilizando un **peso de aproximadamente 3 kg para hombres** y **2 kg para mujeres**, con el objetivo de valorar la **fuerza de los flexores de codo.**

El procedimiento consiste en realizar el **máximo número de flexiones de codo completas** en **posición de sedestación**, sujetando el peso correspondiente según el sexo. El conteo de repeticiones comienza con el **primer ciclo completo** y se registran **todas las repeticiones realizadas sin compensaciones** durante un **periodo de 30 segundos.**

El **Colegio Americano de Medicina Deportiva (ACSM)** ha establecido los **valores normativos** de este test, clasificados por **edad y sexo** (Liguori et al., 2021).

Edad	60-64	65-69	70-74	75-79	80-84	85-89	90-94
Mujeres	17	17	16	15	14	13	11
Hombres	19	18	17	16	15	13	11

Tabla extraída de "Manual ACSM para la valoración y prescripción del ejercicio".

- **Push-up test (test de flexión)**

Este test evalúa el **número total de flexiones de brazos**, con el objetivo de valorar la **fuerza de los músculos de empuje del tren superior.**

El procedimiento consiste en realizar el **mayor número posible de flexiones** manteniendo una **técnica correcta**:

- **Hombres:** posición de **plancha completa**, con las **manos y los dedos de los pies apoyados** en una superficie estable.
- **Mujeres:** posición de **semi-plancha**, con las **manos y las rodillas apoyadas.**

En ambos casos, se debe mantener la **columna recta y estable** y **flexionar los codos hasta formar un ángulo recto** en cada repetición.

El **Colegio Americano de Medicina Deportiva (ACSM)** ha establecido los **valores normativos** de este test, clasificados por **edad y sexo** (Liguori et al., 2021).

Strength and Endurance: Men

Percentile	20-29	30-39	40-49	50-59	60+	Rating
99	>100	>86	>64	>51	>39	S
95	62.0	52.0	40.0	39.0	28.0	
90	57.0	46.0	36.0	30.0	26.0	
85	51.0	41.0	34.0	28.0	24.0	
80	47.0	39.0	30.0	25.0	23.0	E
75	44.0	36.0	29.0	24.0	22.0	
70	41.0	34.0	26.0	21.0	21.0	
65	39.0	31.0	25.0	20.0	20.0	
60	37.0	30.0	24.0	19.0	18.0	G
55	35.0	29.0	22.0	17.0	16.0	
50	33.0	27.0	21.0	15.0	15.0	
45	31.0	25.0	19.0	14.0	12.0	
40	29.0	24.0	18.0	13.0	10.0	F
35	27.0	21.0	16.0	11.0	9.0	
30	26.0	20.0	15.0	10.0	8.0	
25	24.0	19.0	13.0	9.5	7.0	
20	22.0	17.0	11.0	9.0	6.0	P
15	19.0	15.0	10.0	7.0	5.0	
10	18.0	13.0	9.0	6.0	4.0	
5	<13	<9	<5	<3	<2	VP

S= Superior, E= Excellent, G= Good, F= Fair, P= Poor, and VP= Very Poor
Provided by The Institute for Aerobics Research: Dallas, TX (1991)

Strength and Endurance: Women

Percentile	20-29	30-39	40-49	50-59	60+	Rating
99	>70	>56	>60	>31	>20	S
95	45.0	39.0	33.0	28.0	20.0	
90	42.0	36.0	28.0	25.0	17.0	
85	39.0	33.0	26.0	23.0	15.0	
80	36.0	31.0	24.0	21.0	15.0	E
75	34.0	29.0	21.0	20.0	15.0	
70	32.0	28.0	20.0	19.0	14.0	
65	31.0	26.0	19.0	18.0	13.0	
60	30.0	24.0	18.0	17.0	12.0	G
55	29.0	23.0	17.0	15.0	12.0	
50	26.0	21.0	15.0	13.0	8.0	
45	25.0	20.0	14.0	13.0	6.0	
40	23.0	19.0	13.0	12.0	5.0	F
35	22.0	17.0	11.0	10.0	4.0	
30	20.0	15.0	10.0	9.0	3.0	
25	19.0	14.0	9.0	8.0	2.0	
20	17.0	11.0	6.0	6.0	2.0	P
15	15.0	9.0	4.0	4.0	1.0	
10	12.0	8.0	2.0	1.0	0.0	
5	<9	<4	<1	0.0	0.0	VP

S= Superior, E= Excellent, G= Good, F= Fair, P= Poor, and VP= Very Poor
Provided by The Institute for Aerobics Research: Dallas, TX (1991)

*Tabla extraída de "Manual ACSM para la valoración
y prescripción del ejercicio".*

2.3.6.3. FUERZA MUSCULATURA CERVICAL

- **Test de flexión craneocervical**

El **test de flexión cráneo-cervical** evalúa la **fuerza de los músculos flexores profundos del cuello** mediante el registro de los **mmHg** que el paciente puede mantener en una **Unidad de Presión por Biofeedback (PBU, por sus siglas en inglés)**, comúnmente conocida como *Stabilizer*.

Procedimiento

1. El paciente se coloca en **decúbito supino**, con la **columna cervical en posición neutra**. Si es necesario, se puede colocar un **apoyo** para mantener la horizontalidad.

2. El **PBU** se coloca tras el cuello, en la región **occipital**, y se hincha hasta alcanzar una **presión base de 20 mmHg**.

3. Se solicita al paciente que realice el **movimiento de flexión cráneo-cervical** (doble mentón) **sin activar la musculatura superficial** (esternocleidomastoideo y escalenos), hasta alcanzar una **presión de 22 mmHg**, manteniendo la posición durante **10 segundos**.

4. Este proceso se repite durante **10 series**.

5. Si el paciente completa correctamente las 10 series de 10 segundos, se incrementa la presión **2 mmHg** (hasta 24 mmHg) y se repite el procedimiento.

6. El test continúa hasta que el paciente:

   o No pueda mantener la presión requerida,

   o Active la musculatura superficial, o

   o Experimente dolor.

La **presión máxima del test** se encuentra en **30 mmHg**. Se registra el valor en **mmHg** en el que el paciente **no pudo mantener el trabajo isométrico** o necesitó **activación de la musculatura superficial** para completar el movimiento (Jull et al., 2008).

- **Deep flexor muscles endurance (test de resistencia de la musculatura profunda)**

El **test de resistencia de la musculatura profunda cervical** (*Chin-up test*) evalúa la **fuerza coordinada de los músculos flexores cervicales profundos**, en co-contracción con los músculos flexores superficiales, mediante el **registro del tiempo que el paciente mantiene una posición isométrica**.

Procedimiento

1. El paciente se coloca en **decúbito supino**, con la **cabeza en posición neutra**.

2. Se solicita al paciente que realice una **flexión de la columna cervical superior** (doble mentón) para activar los **flexores cervicales profundos**.

3. A continuación, se solicita la **flexión de la columna cervical media-inferior**, aproximadamente **2,5 cm de la horizontal**.

4. El evaluador coloca las **manos bajo el occipital** para comprobar que se mantiene la **elevación de la cabeza**.

5. El **registro del tiempo** comienza cuando el paciente eleva la cabeza y finaliza cuando:

   o La cabeza **descansa sobre los dedos del evaluador** durante más de 1 segundo, o

   o El paciente **no puede continuar manteniendo la posición**.

Domenech et al. (Domenech et al., 2011) muestra los valores normativos del test dividido por grupos de edad y sexo.

Table 2. *Demographic characteristics of the subjects according to gender and age group*

	Men (20-40 y)	Women (20-40 y)	Men (41-60 y)	Women (41-60 y)	Men (61-80 y)	Women (61-80 y)
No. subjects	21	21	21	21	21	21
Age, y (mean ± SD)	28.3 ± 4.8	27.1 ± 5.2	49.2 ± 5.6	50.3 ± 5.2	65.5 ± 4.5	66.9 ± 5.9
No. active/sedentary	18/3	18/3	12/9	8/13	11/10	16/5
Deep neck flexor muscle endurance, s (mean ± SD)	38.4 ± 26.2	23.1 ± 12.2	38.1 ± 17.2	36.2 ± 15.6	40.9 ± 16.0	28.5 ± 9.8

*Tabla extraída de "The Deep Neck Flexor Endurance Test:
Normative Data Scores in Healthy Adults".

2.3.6.4. FUERZA MUSCULATURA PROFUNDA LUMBAR

- **Test de resistencia de la musculatura profunda lumbar**

El **test de resistencia de la musculatura profunda lumbar** evalúa la **fuerza de los músculos profundos lumbares** (transverso abdominal, oblicuo interno y músculos de palanca corta lumbar) mediante el **registro del tiempo que el paciente mantiene una posición isométrica.**

Procedimiento

1. El paciente se coloca en **decúbito supino**, con las piernas en **flexión de cadera de 45–60°** y **flexión de rodilla de 90°**.

2. Se coloca la **Unidad de Presión por Biofeedback (PBU)** entre **L1 y S1**, aproximadamente a la altura de la **apófisis espinosa de L3**, y se infla a **40 mmHg**.

3. Se solicita al paciente que realice la maniobra de **"abdominal drawing-in maneuver"** (contraer el transverso abdominal) elevando la presión entre **42 y 44 mmHg, sin modificar la posición corporal** y **manteniendo una respiración calmada y constante.**

4. El paciente debería poder mantener la posición durante **al menos 2 series de 15 segundos cada una.**

Actualmente, **no se han encontrado valores normativos publicados** para este test (Grooms et al., 2013).

2.3.6.5. VALORACIÓN DE LA FUERZA DE LA MUSCULATURA ABDOMINAL

- **Plank test (test de plancha frontal)**

El **Plank Test** evalúa la **fuerza isométrica de la musculatura abdominal** mediante la **posición de plancha.**

Procedimiento

1. El paciente se coloca en **posición de plancha** sobre una esterilla, con:

- o **Rodillas extendidas**

- o **Codos apoyados**

- o **Columna cervical y lumbar en posición neutra**

2. Se solicita mantener la posición el **mayor tiempo posible**.

3. Se registra el **tiempo desde que se despegan las rodillas del suelo** hasta que el paciente:

- o Pierde la posición de plancha, o

- o Contacta nuevamente con el suelo por caída.

Este test ha sido descrito y utilizado en estudios como el de **Bohannon et al.** para evaluar la resistencia isométrica del tronco y la musculatura abdominal (Bohannon et al., 2018).

Table 1
Summary Statistics for Continuous Study Variables (Session 1). Rate of perceived exertion (RPE), Body mass index (BMI). All variables are summarized using mean (standard deviation).

Group	Age (y)	Height (cm)	Mass (kg)	BMI (kg/m^2)	Waist (cm)	Start RPE (0–10)	End RPE (0–10)	Prone bridge time 1 (sec)
Women 20–35	24.0 (3.5)	164.1 (7.6)	62.4 (9.8)	23.2 (3.1)	73.6 (6.8)	2.1 (1.2)	8.4 (0.9)	152.3 (59.9)
Women 60–79	66.9 (4.6)	163.1 (5.5)	62.2 (9.1)	23.4 (3.2)	79.8 (8.1)	1.8 (1.7)	7.1 (2.0)	124.7 (78.8)
Men 20–35	25.4 (4.2)	180.8 (7.1)	86.6 (19.9)	26.5 (6.0)	89.1 (11.9)	1.7 (1.7)	8.3 (0.9)	176.7 (70.5)
Men 60–79	68.4 (5.2)	175.7 (6.0)	87.9 (13.2)	28.5 (4.6)	101.1 (10.4)	1.5 (1.3)	8.0 (1.2)	127.4 (66.2)
All	46.2 (22.0)	170.9 (10.0)	74.8 (18.5)	25.4 (4.9)	85.9 (14.0)	1.8 (1.5)	8.0 (1.4)	145.3 (71.5)

*Tabla extraída del artículo "The prone bridge test: Performance, validity, and reliability among older and younger adults".

2.3.6.6. OTROS TESTS PARA LA VALORACIÓN DE OTRAS CAPACIDADES FÍSICAS

Existen otras **capacidades físicas** que pueden ser de interés evaluar en determinados pacientes, tales como la **capacidad cardiopulmonar**, la **velocidad** y el **equilibrio**.

Al igual que en la valoración de la fuerza y la musculatura, se dispone de una amplia variedad de **tests específicos** para cada una de estas capacidades.

A continuación, se presentan los **tests más utilizados en la literatura**, junto con sus **valores normativos**, para facilitar la evaluación objetiva de estas capacidades en diferentes poblaciones.

- **Valoración cardiopulmonar. 6 minutes walking test (test de caminar 6 minutos).**

El **Test de Caminata de 6 Minutos (6MWT)** se utiliza para evaluar la **capacidad cardiopulmonar** del paciente, registrando el **número de metros caminados** o, cuando es posible, el **consumo de oxígeno (VO₂)**. Dado que la medición del VO_2 no siempre está disponible, la distancia recorrida se utiliza de manera habitual como **indicador práctico de la capacidad aeróbica**.

Procedimiento

1. Se delimita un **pasillo de 20 a 40 metros** de longitud, señalizando claramente los **puntos de inicio y final** con conos reflectantes.
2. Para facilitar el registro, se marcan **intervalos cada 2–3 metros** a lo largo del recorrido.
3. Se indica al paciente que debe **caminar la mayor distancia posible en 6 minutos**.
4. Durante la prueba, se notifica verbalmente al paciente el **avance de cada minuto**.
5. Al finalizar los 6 minutos, se **registra la distancia máxima alcanzada** en metros.

Dourado et al. (Dourado et al., 2021) y el **ACSM** (Liguori et al., 2021) muestran los valores normativos del test en función de los diferentes grupos de edad y del sexo.

Table 3 Classification of cardiorespiratory fitness for men and women based on the distance covered in a six-minute walk test.

Age (years)	Very low	Low	Regular	Good	Excellent	Superior
Males						
18–27	<564	564–614	615–677	678–724	725–817	>817
28–34	<544	544–611	612–663	664–713	714–776	>776
35–42	<522	522–607	608–668	669–720	721–780	>780
43–51	<490	490–567	568–627	628–692	693–742	>742
52–59	<475	475–576	578–606	607–656	657–758	>758
60–80	<447	447–546	547–591	592–630	631–756	>756
Females						
18–27	<489	489–570	571–621	622–669	670–754	>754
28–34	<504	504–552	553–603	604–642	643–738	>738
35–42	<489	489–562	563–600	601–640	641–690	>690
43–51	<441	441–519	520–567	568–627	628–688	>688
52–59	<418	418–486	487–525	526–579	580–652	>652
60–80	<370	370–445	446–510	511–558	559–645	>645

*According to the percentiles found: very low, <5th; low, 5th to 25th; regular, 26th to 50th; good, 51st to 75th; excellent, 76th to 95th; higher >95th. Six-minute walk distance values presented in meters.

Tabla extraída del artículo "Classification of cardiorespiratory fitness using the six-minute walk test in adults: Comparison with cardiopulmonary exercise testing".

Edad	60-64	65-69	70-74	75-79	80-84	85-89	90-94
Mujeres	625	605	580	550	510	460	400
Hombres	680	650	620	580	530	470	400

Tabla extraída de "Manual ACSM para la valoración y prescripción del ejercicio".

- **Valoración cardiopulmonar. 2 minutes walking test (test de caminar 2 minutos).**

Cuando el **Test de Caminata de 6 Minutos** resulte demasiado exigente para el paciente, o no se dispongan los **recursos necesarios** para su correcta realización, se puede emplear la **versión simplificada de 2 minutos**, siguiendo los mismos principios y procedimientos que el test original.

El **ACSM** ha publicado los **valores normativos** para esta versión, clasificados por **rango de edad y sexo**, que permiten interpretar los resultados de manera estandarizada.

Edad	60-64	65-69	70-74	75-79	80-84	85-89	90-94
Mujeres	97	93	89	84	78	70	60
Hombres	106	101	95	88	80	71	60

Tabla extraída de "Manual ACSM para la valoración y prescripción del ejercicio".

- **Valoración de la velocidad. Timed Up and Go test (test de levantarse y caminar).**

El **Timed Up and Go (TUG) Test** se utiliza para evaluar la **velocidad de la marcha** del paciente, registrando el **tiempo que tarda en completar un recorrido específico**.

Procedimiento

1. El paciente se sienta en una **silla sin respaldo**, preferiblemente sin apoyarse en los **reposabrazos**.

2. Al iniciar la prueba, se solicita que:

- **Se levante de la silla,**

- **Camine 3 metros,**

- **Gire**, y

- **Regrese para sentarse nuevamente.**

3. Se **registra el tiempo total** que tarda en completar todo el recorrido, desde que inicia el movimiento hasta que vuelve a sentarse.

El TUG Test es un método sencillo y fiable para **valorar la movilidad funcional y la velocidad de la marcha**, especialmente útil en personas mayores o en población con riesgo de caídas. **Bohannon** et al. (Bohannon, 2006) muestra los valores normativos del test en función de los diferentes grupos de edad basado en un metaanálisis de la literatura. **Nakhostin-Ansari** et al. (Nakhostin-Ansari et al., 2022) muestra los valores para todos los grupos de edad.

Table 2. Summary of Descriptive Meta-Analysis of Timed Up and Go (TUG) Times

Category	Studies/ Groups (n)	Total Sample (n)	Seconds for TUG Mean (95% CI)	Homogeneity Q (p)
60-99 years	21/49	4395	9.4 (8.9-9.9)	45.5 (.576)
60-69 years	5/7	176	8.1 (7.1-9.0)	1.6 (.953)
70-79 years	7/12	798	9.2 (8.2-10.2)	2.6 (.995)
80-99 years	7/12	1102	11.3 (10.0-12.7)	12.6 (.318)

Tabla extraída de "Reference Values for the Timed Up and Go Test".

Table 2
Normative values of FRT[a], SLS[b], TUG[c] and TUGcog[d] across age groups.

	18-29 years age group (n = 40)			30-39 years age group (n = 40)			40-49 years age group (n = 40)			50-59 years age group (n = 40)			60-69 years age group (n = 40)			>70 years age group (n = 40)			Kruskal-Wallis test	
	Mean	SD[e]	95% CI	Mean	SD[e]	95% CI	Mean	SD[e]	95% CI	Mean	SD	95% CI	Mean	SD[e]	95% CI	Mean	SD[e]	95% CI	F	p
FRT[a] (cm)	37.3	7.44	34.89-39.65	32.1	7.7	29.6-34.6	30.8	7.1	28.5-33.0	31.6	8.1	20.0-34.2	26.1	7.8	23.6-28.5	24.3	7.3	22.0-26.7	15.0	<0.001
SLS[b]-right leg (sec)	56.4	8.8	53.5-59.2	47.0	16.5	41.7-52.2	49.9	16.7	44.5-55.3	50.0	17.2	44.5-55.5	35.0	22.0	28.0-42.0	14.6	17.0	9.1-20.0	32.7	<0.001
SLS[b]-left leg (sec)	56.7	8.69	53.9-59.4	46.5	15.4	41.6-51.4	51.1	15.4	46.2-56.1	48.0	16.0	42.3-53.8	30.4	22.5	23.2-37.6	13.4	16.7	8.0-18.7	37.7	<0.001
TUG[c] (sec)	6.4	1.86	5.8-7.0	7.1	1.8	6.5-7.7	7.7	2.1	7.0-8.3	7.3	2.2	6.6-8.0	8.0	2.2	7.3-8.7	11.8	3.4	10.7-12.9	26.7	<0.001
TUGcog[d] (sec)	7.2	2.21	6.5-7.9	8.7	2.2	8.0-9.4	10.6	3.6	9.4-11.8	10.8	3.5	9.6-11.9	11.7	3.2	10.6-12.7	16.9	5.6	15.1-18.7	33.5	<0.001

[a] FRT, functional reach test.
[b] SLS, single leg stance.
[c] TUG, timed up and go.
[d] TUGcog, timed up and go with cognitive dual task; SD,standard deviation.

Tabla extraída de "Normative values of functional reach test, single-leg stance test, and timed "UP and GO" with and without dual-task in healthy Iranian adults: A cross-sectional study".

- **Valoración del equilibrio. Single-leg stand test (test de apoyo unipodal).**

El **Single-Leg Stand Test** se utiliza para evaluar el **equilibrio**, registrando el **tiempo que el paciente puede mantener el apoyo sobre un solo pie**.

Procedimiento

1. El paciente se coloca en **bipedestación**, con las **manos apoyadas en las caderas**.

2. Se solicita que **levante una pierna** (la que no se va a valorar) y mantenga el **apoyo monopodal** sobre la pierna a evaluar, sin ayuda adicional.

3. Se inicia el **registro del tiempo** desde que el paciente **levanta la pierna no evaluada** hasta que:

   o **Apoya nuevamente el pie en el suelo**, o

   o **Despega las manos de las caderas.**

4. Se registra el **tiempo total que el paciente logra mantener la posición.**

Este test es útil para valorar la **estabilidad postural y el equilibrio funcional**, especialmente en población adulta o con riesgo de caídas. **Nakhostin-Ansari** et al. (Nakhostin-Ansari et al., 2022) muestra los valores normativos del test en función de los diferentes grupos de edad.

Table 2
Normative values of FRT[a], SLS[b], TUG[c] and TUGcog[d] across age groups.

	18-29 years age group (n = 40)			30-39 years age group (n = 40)			40-49 years age group (n = 40)			50-59 years age group (n = 40)			60-69 years age group (n = 40)			≥70 years age group (n = 40)			Kruskal-Wallis test	
	Mean	SD	95% CI	Mean	SD	95% CI	Mean	SD	95% CI	Mean	SD	95% CI	Mean	SD	95% CI	Mean	SD	95% CI	F	p
FRT (cm)	27.3	7.44	34.99-39.65	32.1	7.7	29.6-34.6	30.8	7.1	28.5-33.0	31.6	8.1	29.0-34.2	26.1	7.8	23.6-28.5	24.3	7.3	22.0-26.7	15.0	<0.001
SLS-right leg (sec)	56.4	8.8	53.5-59.2	47.0	16.5	41.7-52.2	49.9	16.7	44.5-55.3	50.0	17.2	44.5-55.5	35.0	22.0	28.0-42.0	14.6	17.0	9.1-20.0	32.7	<0.001
SLS-left leg (sec)	56.7	8.69	53.9-59.4	46.5	15.4	41.6-51.4	51.1	15.4	46.2-56.1	48.0	18.0	42.3-53.8	30.4	22.5	23.2-37.6	13.4	16.7	8.0-18.7	37.7	<0.001
TUG (sec)	6.4	1.06	5.8-7.0	7.1	1.8	6.5-7.7	7.7	2.1	7.0-8.3	7.3	2.2	6.6-8.0	8.0	2.2	7.3-8.7	11.8	3.4	10.7-12.9	26.7	<0.001
TUGcog (sec)	7.2	2.21	6.5-7.9	8.7	2.2	8.0-9.4	10.6	3.8	9.4-11.8	10.8	3.5	9.6-11.9	11.7	3.2	10.6-12.7	16.9	5.6	15.1-18.7	33.5	<0.001

[a] FRT, functional reach test.
[b] SLS, single leg stance.
[c] TUG, timed up and go.
[d] TUGcog, timed up and go with cognitive dual task; SD, standard deviation.

Tabla extraída de "Normative values of functional reach test, single-leg stance test, and timed "UP and GO" with and without dual-task in healthy Iranian adults: A cross-sectional study".

2.3.6.7. VALORACIÓN POR BATERÍAS DE TEST COMPLETAS

Cuando se desea obtener información sobre la **condición física general** en **adultos mayores**, el **ACSM** recomienda el uso de **baterías de tests completas**, que evalúan múltiples capacidades físicas de manera integrada.

Entre las **baterías más utilizadas** se incluyen:

- **Senior fitness test**

Esta batería evalúa de manera integral la **condición física en adultos mayores**, incluyendo **fuerza de miembros inferiores y superiores, resistencia aeróbica, agilidad y flexibilidad**, mediante los siguientes tests previamente descritos (ver Anexo II):

- **Fuerza de miembros inferiores:** 30s Chair-to-Stand Test
- **Fuerza de miembros superiores:** Arm Curl Test
- **Resistencia aeróbica:** 6-Minute Walking Test
- **Agilidad:** Timed Up and Go (TUG) Test
- **Flexibilidad:** Sit and Reach Test y Back Scratch Test

Esta combinación de pruebas permite obtener una **visión global de la condición física**, facilitando la identificación de áreas de mejora y la planificación de programas de ejercicio adaptados a las necesidades individuales.

- **Short Physical Performance Battery**

Esta batería evalúa de manera combinada el **equilibrio, la velocidad de la marcha y la fuerza de miembros inferiores** (ver Anexo III) mediante los siguientes tests:

- **Equilibrio:** mantenimiento de la posición con **pies juntos**, en **semitándem** y en **tándem** durante **10 segundos** cada una.
- **Velocidad de la marcha:** caminar **4 metros** lo más rápido posible.
- **Fuerza de miembros inferiores: 5 Times Sit-to-Stand Test**.

La realización de estos tests permite obtener una **valoración funcional global**, útil para identificar déficits físicos y planificar intervenciones adaptadas a las necesidades del paciente.

Tema 3. Principios de la prescripción de entrenamiento de fuerza

3.1. SELECCIÓN DE LA FUERZA COMO MÉTODO TERAPÉUTICO

La redacción de este manuscrito sobre la **prescripción de ejercicio terapéutico en Fisioterapia** se centra principalmente en la **cualidad física de la fuerza**. Esto no significa que se haya descuidado el resto de las cualidades físicas; simplemente, el **entrenamiento de la fuerza** es uno de los más recomendados para el tratamiento de un **alto porcentaje de patologías** (roturas musculares, patologías por sobreuso, inestabilidades articulares, patologías degenerativas, pérdida de peso, entre otras).

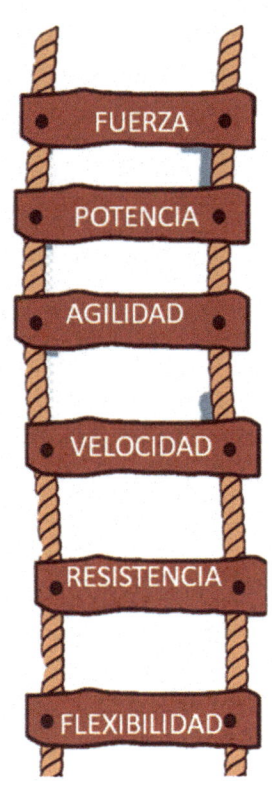

Además, la **mejora de la fuerza** suele repercutir positivamente en el resto de las cualidades físicas, mientras que el efecto inverso no se produce con la misma eficacia. Este fenómeno ha sido descrito como la **"analogía de la escalera"**.

Si consideramos las cualidades físicas en un **orden jerárquico**, cada una puede imaginarse como un **peldaño de escalera**, conectado al siguiente mediante una **cuerda**, de modo que la base (la fuerza) sostiene y facilita la mejora de las cualidades superiores.

Si se trabaja y mejora la **flexibilidad** de manera aislada mediante un programa de estiramientos, en la **analogía de la escalera** sería como tomar **el último peldaño y moverlo hacia arriba**, sin que esto tenga un efecto significativo sobre los peldaños inferiores.

En cambio, si se trabaja la flexibilidad **a través de la mejora de la fuerza** en rangos máximos concéntricos y excéntricos, sería como **tomar el primer peldaño y elevarlo**, provocando un **ascenso de todos los peldaños que se encuentran por debajo de él**.

Por estas razones, la presente obra, dirigida a fisioterapeutas, se centra principalmente en la **explicación y aplicación del entrenamiento de la fuerza**, ofreciendo solo **referencias y breves menciones a otras cualidades físicas**.

3.2. PRINCIPIOS BÁSICOS

Antes de pautar **repeticiones, series, intensidades, tipos de ejercicio** y otras variables relacionadas con la carga, es fundamental tener en cuenta los siguientes **principios para la prescripción del entrenamiento de fuerza**:

- **Individualización:** la prescripción del ejercicio terapéutico debe basarse en las **características iniciales de la condición física del sistema de movimiento** y en las **limitaciones derivadas de signos clínicos**.

- **Especificidad:** los resultados del entrenamiento se producen **en los músculos y sistemas que han sido directamente estimulados**, por lo que el entrenamiento debe estar dirigido a los **grupos musculares diana** y a la variable principal de resultado deseada.

- **Reversibilidad:** las ganancias obtenidas durante la programación y periodización del ejercicio **pueden revertirse** si el programa no se mantiene a largo plazo.

- **Sobrecarga progresiva:** basado en el **síndrome de adaptación general (SGA)**, este principio establece que el cuerpo se mantiene en **homeostasis y resiste cambios**. Para generar adaptación, es necesario aplicar **nuevos estímulos o sobrecargas**, aumentando gradualmente el estrés. Es importante **controlar volumen, intensidad, densidad y frecuencia**, teniendo en cuenta el agotamiento.

- **Variación:** la **modificación periódica de las variables de entrenamiento** es necesaria para mantener la eficacia de los estímulos y promover adaptaciones continuas.

- **Recuperación:** el **descanso adecuado** es esencial para que el organismo logre las **adaptaciones fisiológicas óptimas** tras cada estímulo.

3.3. VARIABLES QUE COMPONEN LA CARGA

A lo largo de este tema se explicará cómo **pautar programas para la mejora de la fuerza**. Para comprender las diferencias entre los distintos tipos de fuerza y realizar una **prescripción del ejercicio terapéutico adecuada**, respetando los principios de **individualización, sobrecarga, recuperación y especificidad**, es fundamental dominar las siguientes **variables de entrenamiento**:

- **Volumen:** medida cuantitativa de la carga de entrenamiento, expresada en **series y repeticiones**. De forma general, a mayor número de repeticiones por serie, se utilizan menos series y viceversa. El volumen también se puede modificar mediante el **tiempo bajo tensión** de las repeticiones y/o la **frecuencia de entrenamiento** del grupo muscular.

- **Intensidad de la carga (carga externa):** valor de la carga utilizada, expresado como **% del 1RM**.

- **Intensidad del esfuerzo (carga interna):** nivel de esfuerzo percibido por el paciente, registrado mediante **RPE, RIR** o el **carácter de esfuerzo (CE)**.

- **Tiempo bajo tensión:** duración de una repetición manteniendo la tensión muscular, expresada en tres cifras que corresponden a las fases **excéntrica-isométrica-concéntrica**.

  - Ejemplo: **3-0-1** significa 3 segundos de contracción excéntrica, 0 segundos en isométrica y 1 segundo de contracción concéntrica.

- **Densidad:** relación entre el **tiempo de esfuerzo y el tiempo de descanso**, considerando descansos entre series, ejercicios, sesiones y ciclos.

- **Frecuencia:** número de **días de entrenamiento por semana.**

- **Ejercicios:** selección de **tipo de ejercicio** y **orden de ejecución** en la sesión.

3.4. MECANISMOS DE MEJORA DE LA FUERZA

A lo largo de los años, se ha utilizado la **pirámide del % de 1RM** para ilustrar qué tipo de fuerza se trabaja en función de la **intensidad de la carga aplicada.**

Si bien esta pirámide todavía puede ser útil **como recurso docente** para explicar los principios del entrenamiento de fuerza, **en la práctica clínica ha perdido relevancia**, y actualmente se utiliza con menor frecuencia para la prescripción directa de programas terapéuticos.

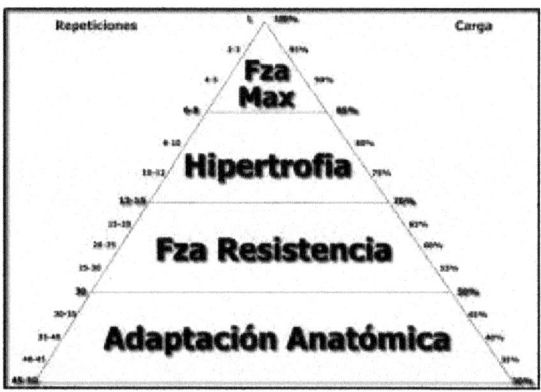

Estudios recientes han demostrado que es posible **mejorar la capacidad de generar fuerza** utilizando prácticamente cualquier **% del 1RM**, siempre que se manipulen correctamente las **variables de entrenamiento** previamente mencionadas y se tenga en cuenta el **objetivo final del paciente.**

Uno de los grandes mitos del entrenamiento de fuerza es que **un mayor volumen muscular equivale necesariamente a una mayor fuerza.** En realidad, la **coordinación de la contracción de las fibras intramusculares** y de los **grupos**

musculares implicados en un gesto también influye significativamente en la producción de fuerza. Por ello, personas con **menor volumen muscular** pueden generar incluso **más fuerza** que otras con mayor masa muscular.

En consecuencia, la **generación de fuerza** no depende únicamente del **área de sección transversal del músculo**, sino también de la **coordinación intramuscular e intermuscular.**

La **mejora de la fuerza** se produce a través de dos vías principales:

1. **Aumento del área de sección transversal muscular (hipertrofia).**

2. **Mejora de la coordinación intra e intermuscular**, también conocida como **adaptación neural o sobrecarga del sistema nervioso central.**

3.4.1. HIPERTROFIA

El entrenamiento orientado a la **mejora de la fuerza y la masa muscular** es comúnmente conocido por el fenómeno de **hipertrofia**, que se produce mediante tres mecanismos principales:

- **Tensión mecánica:** relacionada con el **tiempo que el músculo permanece bajo tensión** durante el ejercicio.

- **Estrés metabólico:** acumulación de metabolitos y subproductos del metabolismo de la glucosa (como el **lactato**), que producen la **congestión muscular.**

- **Daño muscular:** desgarros microscópicos en las fibras musculares provocados por el **estrés mecánico del entrenamiento.**

De manera general, la **hipertrofia** se logra mediante **entrenamiento con cargas moderadas-altas** (65–85% del 1RM). Este estímulo produce **tensión mecánica y daño muscular**, lo que activa la **catabolización de proteínas**, rompe la **homeostasis** y promueve la **síntesis de nuevas proteínas**, resultando en un **incremento de la masa muscular**. Estas adaptaciones son principalmente **periféricas** y, en menor medida, **centrales.**

Es posible generar **hipertrofia con cargas bajas** (20–40% del 1RM), aunque mediante un mecanismo distinto. En este caso, la hipertrofia se produce principalmente por **estrés metabólico y acumulación de subproductos**, mientras que la tensión mecánica y el daño muscular tienen un efecto menor debido a la baja intensidad. Para potenciar este mecanismo se utiliza la **restricción del flujo sanguíneo (Blood Flow Restriction, BFR)** mediante manguitos de presión. Esta metodología es especialmente útil en **pacientes que no pueden emplear cargas altas**, como aquellos con **intervenciones quirúrgicas recientes**.

3.4.2. ADAPTACIÓN NEURAL

La **adaptación neural del SNC** se produce cuando el entrenamiento incluye **intensidades de carga máximas, altas, bajas-moderadas o incluso bajas.**

- En este tipo de entrenamiento, ya sea porque **la intensidad es alta y el volumen bajo**, o porque **el volumen es alto y la intensidad baja**, se produce **menor tensión mecánica y daño muscular.**

- Como consecuencia, hay una **menor degradación de proteínas** y se obtiene **menos adaptación periférica** (incremento de la masa muscular).

En cambio, se produce un **aumento de la eficiencia del músculo**, mejorando la **coordinación intra e intermuscular:**

- Mejor coordinación entre **fibras del mismo músculo.**

- Mejor coordinación entre **músculos de la cadena** (agonistas, sinergistas y antagonistas).

Gracias a estas adaptaciones:

- Se requiere **menos activación de fibras para levantar la misma carga.**

- Se produce un **reclutamiento más efectivo de unidades motoras.**

- En algunos casos, puede incluso **disminuir ligeramente el área de sección transversal**, ya que la fuerza aumenta por eficiencia y no por hipertrofia.

En general, durante los **primeros dos meses de entrenamiento**, la **mayor mejora de la fuerza** se debe a la **adaptación neural**, mientras que la hipertrofia contribuye de manera secundaria.

3.4.3. GENERALIDADES

La **fuerza muscular se mejora siempre que el estímulo aplicado sea suficientemente estresante** para el cuerpo, es decir, superior a las demandas habituales de la vida diaria.

- En personas **adulto-mayores o desentrenadas**, no es necesario ni recomendable equiparar el entrenamiento de fuerza a **altas intensidades de carga**.

- En estos casos, **mejoras significativas de fuerza** pueden alcanzarse utilizando **% de 1RM moderados o bajos**, siempre que se respeten los principios de **individualización, sobrecarga y progresión**.

A continuación, se expone una tabla de recomendaciones generales adaptada de González-Badillo (Gonzalez-Badillo, 2002) y de Bompa & Buzzichelli (Bompa & Buzzichelli, 2017) acerca de los volúmenes, intensidades, densidades y mecanismos de mejora.

Volumen		Densidad / Recuperación		Intensidad			Mecanismo de mejora	
Repeticiones	Series	Entre series o ejercicios	Entre sesiones	Carga %RM	CE	Tipo paciente	Neural	Hipertrofia
1-4	4-8	3-5'	>72h	90-100% Máxima	1(1) 1(2) 2(2) 2(3) 3(3)	Personas muy entrenadas	+++++	+
4-6	4-5	3-5'	48-72h	85-90% Alta	3(4) 4(4) 4(5) 5(5)	Personas muy entrenadas	++++	++
					3(5)	Personas poco o medio entrenadas		
6-8	3-5	3-5'	48-72h	80-85% Alta	5(6) 6(6) 6(7) 7(7)	Muy entrenadas	+++	+++
			48h		4(6) 5(7)	Moderadamente o poco		
8-12	3-5	2-4'	48h	70-80% Moderada-alta	8(8) 8(10) 10(10) 10(12)	Muy entrenadas	++	+++++
					6(8) 6(10) 8(10) 8(12) 10(12)	Moderadamente		
					5(8) 6(10)	Poco		
10-17	1-3	2-4'	36-48h	60-75% Moderada	10(14)	Moderadamente	++++	+
					8(12) 8(14) 10(14) 10(16)	Poco		
17-30	1-3	2-4'	36-48h	50-60% Moderada		Poco	++++	+
17-50	1-3	2-4'	24-48h	30-60% Baja		Poco	+++++	

Adaptado de González-Badillo (2002) y de Bompa & Buzzichelli (2017).

3.5. DISEÑO GENERAL DE PROGRAMAS DE FUERZA

Teniendo en cuenta los **principios de entrenamiento** previamente explicados y la **tabla general de aplicación de cada mecanismo de mejora de la fuerza**, a continuación, se presentan **diseños generales de programas** orientados a:

1. **Aumento de la masa muscular (hipertrofia).**

2. **Adaptación central o neural.**

Estos programas están pensados como **guías generales** y deben **individualizarse según las características y objetivos del paciente**, respetando siempre los principios de **sobrecarga progresiva, recuperación y especificidad**.

3.5.1. DISEÑO GENERAL DE PROGRAMA DE HIPERTROFIA

3.5.1.1. VOLUMEN

Número de series por grupo muscular o patrón de movimiento y repeticiones recomendadas:

- Series:
    - Personas desentrenadas: 1–2 series
    - Personas moderadamente entrenadas: 3–5 series
- Repeticiones:
    - 1–2 series: 15 repeticiones por serie
    - 3–4 series: 8–12 repeticiones por serie
    - 4–5 series: 4 repeticiones por serie

Para el aumento de la masa muscular, es fundamental mantener una tensión muscular sostenida que provoque daño muscular y catabolización proteica, rompiendo la homeostasis del paciente. Por ello:

- A mayor número de repeticiones, se requieren menos series.
- A menor número de repeticiones, se requieren más series.

3.5.1.2. INTENSIDAD

- La intensidad de la carga debe situarse entre 65% y 85% del 1RM.

- La intensidad del esfuerzo por serie debe ser al menos dura: RPE > 6 y RIR < 4.

- No es necesario llegar al fallo muscular en cada serie por dos motivos:

    1. La evidencia científica no demuestra que alcanzar el fallo en cada serie genere mejores adaptaciones.

    2. Evitar fatiga máxima, que puede afectar a la calidad del entrenamiento posterior.

Se recomienda usar expresiones de CE para ajustar la intensidad sin llegar al fallo, como se muestra en la tabla correspondiente.

3.5.1.3. TIEMPO BAJO TENSIÓN

- El tiempo bajo tensión total por serie debe estar entre 20 y 70 segundos.

- Esto equivale a repeticiones con tempos de 3-0-1 a 3-0-3 (excéntrica–isométrica–concéntrica).

3.5.1.4. TIEMPO DE DESCANSO ENTRE SERIES, EJERCICIOS Y SESIONES

- Descanso entre series y ejercicios: 1,5 a 4 minutos, en función de la intensidad aplicada.

- Descanso entre sesiones del mismo grupo muscular o patrón de movimiento: aproximadamente 48 horas.

Estos valores son orientativos para optimizar tiempo, esfuerzo y ganancias de fuerza.

Con mayores repeticiones también se pueden lograr mejoras, ajustando la intensidad del ejercicio y acercándose progresivamente al fallo muscular (Schoenfeld et al., 2015).

3.5.2. DISEÑO GENERAL DE PROGRAMA DE FUERZA CON INTENSIDADES ALTAS

3.5.2.1. VOLUMEN

Número de series por grupo muscular o patrón de movimiento y repeticiones recomendadas:

- **Series:**
    - Personas moderadamente entrenadas: **1–2 series**
    - Personas entrenadas: **4–8 series**
- **Repeticiones:**
    - 1–2 series: **1–5 repeticiones por serie**
    - 4–8 series: **1–5 repeticiones por serie**

3.5.2.2. INTENSIDAD

- La **intensidad de la carga** debe situarse en **>85% del 1RM**.
- La **intensidad del esfuerzo** por serie debe ser al menos **dura**: RPE > 6.
- Se pueden utilizar diferentes expresiones del **carácter de esfuerzo (CE)**, como se muestra en la tabla anterior, que van desde **1(1) hasta 3(5)**.

3.5.2.3. TIEMPO BAJO TENSIÓN

- El **tiempo bajo tensión total** por serie debe estar entre **1 y 20 segundos**.
- Esto equivale a repeticiones con tempos de **3-0-1 a 3-0-2** (excéntrica–isométrica–concéntrica).

3.5.2.4. TIEMPO DE DESCANSO ENTRE SERIES, EJERCICIOS Y SESIONES

- **Descanso entre series y ejercicios: 3–5 minutos**, en función de la intensidad aplicada.

- **Descanso entre sesiones del mismo grupo muscular o patrón de movimiento:** superior a **72 horas**.

Estos valores son **orientativos** para optimizar la fuerza máxima y prevenir la fatiga excesiva, especialmente en entrenamientos de **intensidad alta o cargas máximas**.

3.5.3. DISEÑO GENERAL DE PROGRAMA DE FUERZA CON INTENSIDADES BAJAS PARA PERSONAS DESENTRENADAS

Cuando se busca **mejorar la fuerza** en pacientes **completamente desentrenados**, que no pueden tolerar **cargas moderadas o altas**, se pueden aplicar programas con las siguientes características:

- **Intensidad de carga baja:** para garantizar la seguridad y la tolerancia al ejercicio.

- **Intensidad de esfuerzo moderada:** suficiente para estimular adaptaciones sin generar fatiga excesiva.

- **Volumen acumulativo:** mediante un mayor número de repeticiones o series, se logra un **acúmulo de volumen** que favorece las adaptaciones.

- **Objetivo principal:** generar **adaptaciones neurales**, mejorando la coordinación intra e intermuscular y, por tanto, la fuerza, sin depender de hipertrofia inmediata.

Este enfoque permite que pacientes desentrenados progresen de manera segura hacia cargas más altas a medida que su tolerancia y fuerza aumentan (Schoenfeld et al., 2015).

3.5.3.1. VOLUMEN

Número de series por grupo muscular o patrón de movimiento y repeticiones recomendadas:

- **Series:**
    - o Personas no entrenadas: **1–2 series**
    - o Personas moderadamente entrenadas: **3–4 series**
- **Repeticiones:**
    - o **25–35 repeticiones por serie**

3.5.3.2. INTENSIDAD

- **Intensidad de carga:** entre **30% y 50% del 1RM**.
- **Intensidad del esfuerzo:** al menos **dura** (RPE > 6), acercándose al **fallo muscular**, pero **sin llegar a él**.

3.5.3.3. TIEMPO BAJO TENSIÓN

- El **tiempo bajo tensión total** por serie debe estar entre **70 y 120 segundos**.

3.5.3.4. TIEMPO DE DESCANSO ENTRE SERIES, EJERCICIOS Y SESIONES

- **Descanso entre series y ejercicios: 1,5–4 minutos**, en función de la intensidad aplicada.
- **Descanso entre sesiones del mismo grupo muscular o patrón de movimiento: 24–48 horas**.

Este enfoque es especialmente útil para **pacientes desentrenados**, permitiendo un **acúmulo de volumen** con cargas bajas y esfuerzos moderados para **generar adaptaciones neurales seguras** antes de progresar hacia cargas más altas.

3.6. CONTROL DE LA CARGA EN CADA SESIÓN

Existen diferentes formas de **controlar la carga** que supone cada sesión para el paciente. Las más utilizadas son el **tonelaje externo** y el **tonelaje interno**.

- **Tonelaje externo:**

$$\text{Tonelaje externo} = \text{n° series total} \times \text{n° repeticiones total} \times \text{peso levantado}$$

- o Mide únicamente la **cantidad de trabajo físico realizado**.

- o Es **independiente de la situación del paciente**, por lo que no refleja la percepción subjetiva de esfuerzo o fatiga.

- o Puede generar **sesgos**, ya que se pueden obtener tonelajes similares aumentando repeticiones o series y disminuyendo el peso, aunque la carga percibida por el paciente sea diferente.

- **Tonelaje interno:**

$$\text{Tonelaje interno} = \text{RPE global de la sesión} \times \text{tiempo total de entrenamiento}$$

- o Tiene en cuenta la **percepción de esfuerzo del paciente** y la duración total de la sesión.

- o Permite evaluar la **carga real adaptativa** que supone la sesión para el individuo.

- o Limitación: el paciente debe **comprender qué es el RPE** y ser capaz de dar un valor global representativo de toda la sesión, lo que puede ser complejo en la práctica.

Ambos métodos son útiles, pero deben interpretarse en conjunto con la **situación clínica y el nivel de entrenamiento del paciente** para ajustar de manera segura y efectiva la progresión de las cargas.

3.7. RATIO DE CARGA

Con los métodos de **tonelaje externo e interno** podemos evaluar si la **progresión de cargas del paciente** es adecuada, demasiado lenta o demasiado rápida, evitando adaptaciones insuficientes o el riesgo de lesión.

Para ello, se utilizan los conceptos de **carga aguda** y **carga crónica**:

- **Carga aguda:** volumen de trabajo de las actividades o entrenamientos de la **última semana**.
- **Carga crónica:** volumen de trabajo de las actividades o entrenamientos de las **últimas 4 semanas**.

El **ratio de carga** se calcula como:

$$\text{Ratio de carga} = \frac{\text{Carga aguda}}{\text{Carga crónica}}$$

Se puede interpretar de la siguiente manera:

Ratio	Estado
< 0,8	Desentrenado
0,8 – 1,0	Mantenimiento
1,0 – 1,3	Productiva
1,3 – 1,5	Sobrecarga
> 1,5	Riesgo de lesión

3.8. PROGRAMACIÓN DEL ENTRENAMIENTO DE FUERZA

La **programación del entrenamiento** es fundamental para alcanzar los objetivos del paciente. En pacientes con dolor, contamos con un **signo o síntoma relevante** identificado durante la valoración, el cual servirá como referencia para **revaluar el progreso del paciente**.

El objetivo al programar el entrenamiento es **provocar adaptaciones específicas** que modifiquen dicho signo o síntoma clave, mediante sesiones de ejercicio **individualizadas, progresivas y dirigidas a las necesidades del paciente**.

Los principales autores en programación del entrenamiento de fuerza describen **cuatro formas generales de programar**. No obstante, hasta la fecha, **ninguna ha demostrado superioridad clara** según la evidencia científica disponible.

En este manual se presentan **dos alternativas básicas de programación**, consideradas por los autores como las más **claras y sencillas de aplicar en la práctica clínica**, sin comprometer la eficacia del entrenamiento (Bompa & Buzzichelli, 2017; Gonzalez-Badillo, 2002; González-Badillo & Ribas-Serna, 2019).

3.8.1. PROGRAMACIÓN DE UN AUMENTO PROGRESIVO DE LA INTENSIDAD Y REDUCCIÓN PROGRESIVA DE LAS REPETICIONES POR SERIE O PROGRAMACIÓN DE INTENSIDAD PROGRESIVA (PIP).

Método de entrenamiento en el que se **incrementa progresivamente la intensidad de la carga** mientras se **disminuye el volumen de repeticiones**. Este enfoque permite trabajar inicialmente con cargas moderadas-altas y un mayor número de repeticiones, para posteriormente aumentar la intensidad y reducir las repeticiones, favoreciendo adaptaciones de fuerza máxima y coordinación intramuscular de manera controlada.

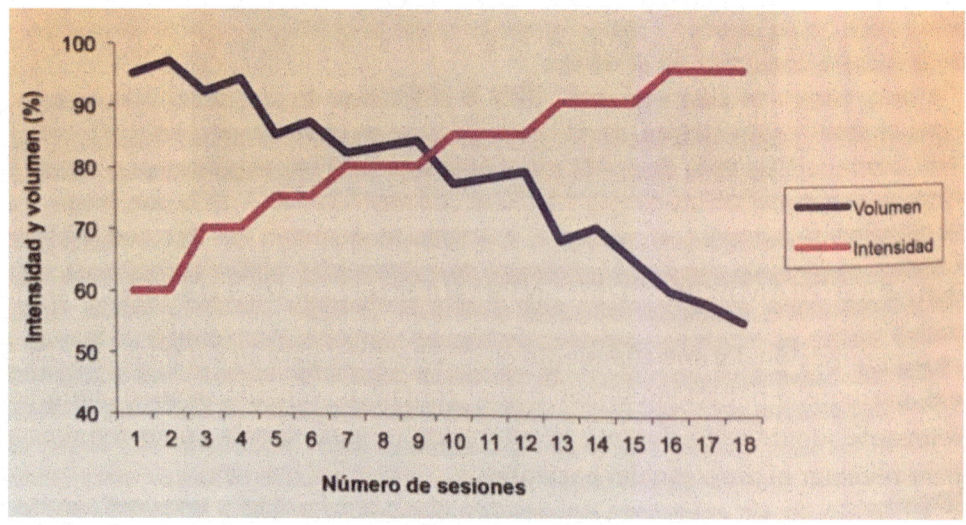

3.8.2. PROGRAMACIÓN DE UN AUMENTO PROGRESIVO DE LA INTENSIDAD ABSOLUTA CON VOLUMEN E INTENSIDAD RELATIVA ESTABLES O PROGRAMACIÓN DE INTENSIDAD ESTABLE (PIE).

Método de entrenamiento en el que se establece un **número objetivo de repeticiones por serie** y un **número total de series**. Cuando el paciente logra **completar más repeticiones de las previstas**, se **aumenta la carga (intensidad)** para mantener constante el número de repeticiones objetivo y la intensidad del esfuerzo. De esta manera, se consigue que **la intensidad de la carga aumente progresivamente**, mientras que el **volumen y la intensidad percibida se mantienen estables**, favoreciendo adaptaciones de fuerza de forma controlada y segura.

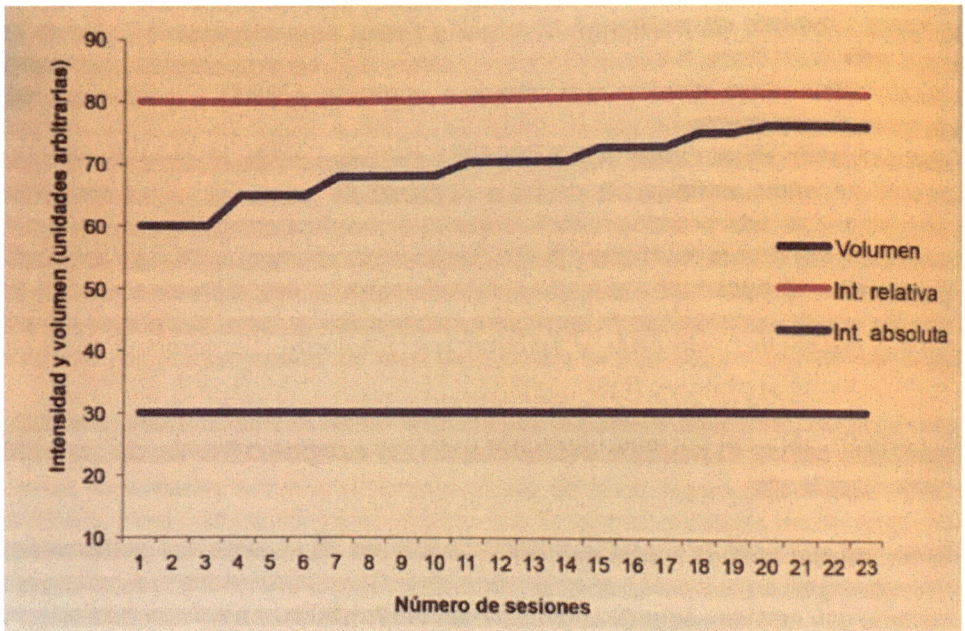

En el **contexto clínico**, una de las dudas más frecuentes es determinar **cada cuánto tiempo se debe incrementar la intensidad** de las series en el entrenamiento de fuerza.

Teniendo en cuenta la **periodización planteada** (descrita en el apartado siguiente) y la **condición física individual de cada paciente**, la evidencia sugiere las siguientes pautas generales:

- **Ejercicios de tren superior:** incremento de aproximadamente **5% del RM** semanal.

- **Ejercicios de tren inferior:** incremento de aproximadamente **10% del RM** semanal.

Estas recomendaciones se basan en estudios que aplican ejercicio de fuerza en pacientes con diversas patologías, buscando una progresión segura que maximice las adaptaciones de fuerza sin aumentar el riesgo de lesión.

3.9. PERIODIZACIÓN DEL ENTRENAMIENTO DE FUERZA

Antes de iniciar la **periodización del entrenamiento**, es fundamental recordar los **aspectos clave** desarrollados en el Tema 1:

1. **Determinar el objetivo** siguiendo el acrónimo **SMART**.

2. **Establecer el punto de partida del paciente**, basado en la valoración de su **condición física**.

3. **Definir el marco temporal**, es decir, el tiempo disponible para alcanzar los objetivos.

4. **Planificar hacia atrás y ejecutar hacia delante**, siempre teniendo en mente el **objetivo final**.

La **periodización del entrenamiento de fuerza** se organiza en:

- **Microciclos:** sesiones individuales o semanales.

- **Mesociclos:** conjunto de 4 a 6 semanas.

- **Macrociclos:** conjunto de 8 a 12 semanas hasta 1 año.

Esta estructura se refiere estrictamente al **entrenamiento basado en fases** (no a la programación), es decir, a la **secuencia de periodos de entrenamiento con una meta específica**, que en este caso corresponde a la mejora del **signo y síntoma clave** del paciente.

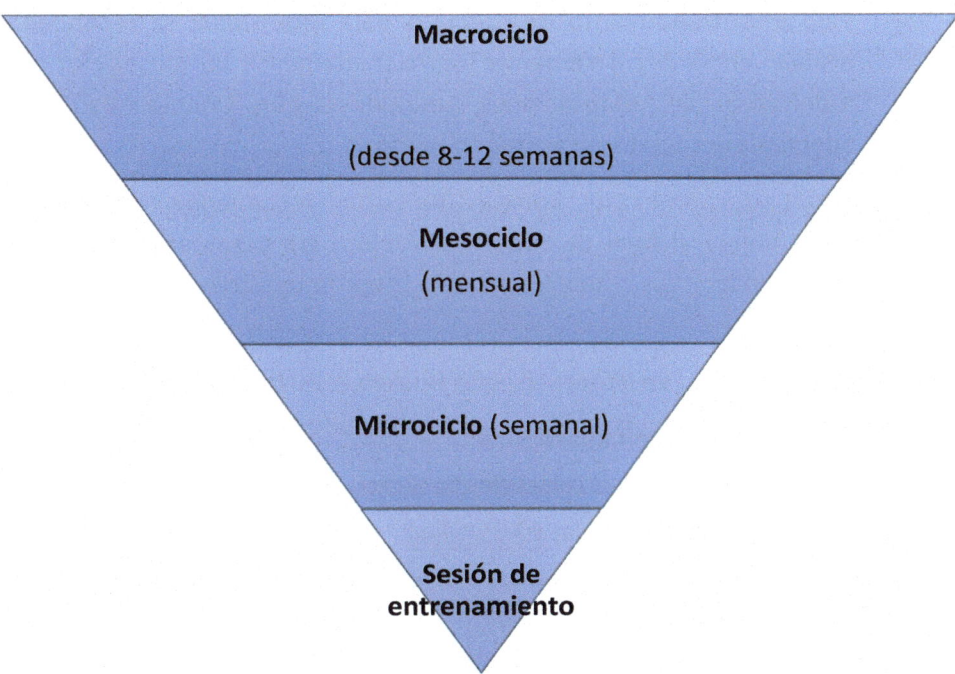

Como se mencionó en el primer capítulo de este manuscrito y en el párrafo inicial de este apartado, una de las formas más comunes de periodización es la **periodización hacia atrás** (*backward step*), que se utiliza una vez que se ha definido un **objetivo realista y específico**. En este enfoque, primero se planifican los **macrociclos**, luego los **mesociclos** y, finalmente, los **microciclos**, asegurando que cada fase del entrenamiento conduzca al cumplimiento del objetivo final.

Por otro lado, cuando **no se tiene un objetivo claro** o no se puede predecir con precisión la respuesta del paciente debido al dolor u otras limitaciones, se puede utilizar la **periodización hacia adelante** (*forward step*). Este enfoque consiste en diseñar uno o varios microciclos, evaluar si se cumplen los objetivos a corto plazo y, a partir de estos resultados, planificar los mesociclos y macrociclos posteriores.

Evaluación de adaptaciones

En el contexto clínico, surge frecuentemente la pregunta: **¿cada cuánto debo valorar al paciente para comprobar las adaptaciones neuromusculares planificadas?**

- Para el **entrenamiento de fuerza a baja intensidad**, se recomienda evaluar entre **2 y 4 semanas** (aproximadamente un mesociclo) para monitorizar las **adaptaciones neurales** (según González-Badillo) o **adaptaciones anatómicas** (según Bompa).

- A partir del primer mes, Bompa & Buzzichelli recomiendan la evaluación de la fuerza al **final de cada mesociclo**, para asegurar que se están cumpliendo las adaptaciones neuromusculares programadas inicialmente.

Ejemplo de periodización general (según Bompa & Buzzichelli, 2017)

1. **Fase de adaptación anatómica**
   - **Volumen:** 2-3 series de 8 a 20 repeticiones
   - **Intensidad:** baja, 40-65% RM
   - **Duración:** 12 semanas (personas desentrenadas) / 2-4 semanas (personas entrenadas)
   - **Objetivos:**
     1. Estimular la mayoría de los grupos musculares y músculos estabilizadores.
     2. Incrementar la capacidad de trabajo a corto plazo.
     3. Trabajar la técnica de los ejercicios.
     4. Preparar tejidos para cargas futuras.

2. **Fase de hipertrofia**
   - **Volumen:** 3-5 series de 6 a 12 repeticiones
   - **Intensidad:** moderada-alta, 65-85% RM
   - **Duración:** 6 a 12 semanas
   - **Objetivo:** aumentar el área de sección transversal mediante síntesis de proteínas.

3. **Fase de fuerza máxima**
   - **Volumen:** 4-6 series de 1 a 5 repeticiones
   - **Intensidad:** alta-máxima, >85% RM
   - **Duración:** 4 a 8 semanas
   - **Objetivo:** mejorar la coordinación intra e intermuscular.

4. **Fase de conversión a fuerza específica**
   - **Objetivos:**
     1. Transferir los aumentos de fuerza máxima a la fuerza específica requerida en la actividad laboral, diaria o deportiva.
   - **Duración según el tipo de cualidad a entrenar:**
     1. **Potencia:** 4-6 semanas de entrenamiento específico.
     2. **Resistencia muscular:** 6-9 semanas, debido a la mayor exigencia fisiológica y anatómica.

5. **Fase de mantenimiento**
   - **Volumen:** 2-4 series de 1 a 6 repeticiones
   - **Intensidad:** según la cualidad a entrenar
     1. Fuerza: 60-80% RM
     2. Potencia: 30-80% RM
     3. Resistencia a la fuerza: 30-60% RM
   - **Duración:** variable
   - **Objetivo:** evitar el desentrenamiento o desacondicionamiento.

3.10. FENÓMENO DE SUPERCOMPENSACIÓN

Una **correcta programación y periodización del ejercicio terapéutico** da lugar al fenómeno de **supercompensación**. Cada estímulo que supere el estado basal del cuerpo, adecuadamente planificado mediante las variables de carga (volumen, intensidad, densidad, frecuencia, etc.), provoca una **fatiga y microdaño muscular**. Tras un **tiempo de recuperación adecuado**, el cuerpo realiza una **adaptación positiva**, incrementando su capacidad para enfrentar nuevamente ese estímulo. En el momento de supercompensación se debe aplicar el **siguiente estímulo**, asegurando así la continuidad de adaptaciones positivas.

Por el contrario, una **programación y periodización incorrecta** puede generar dos situaciones adversas:

1. **Falta de adaptación neuromuscular:** No se alcanzan las adaptaciones planeadas debido a errores como una **mala gestión de los tiempos de descanso** o una **programación inadecuada de la carga** (volumen e intensidad insuficientes o mal distribuidos).

2. **Supercompensación negativa:** Se produce cuando los **tiempos de recuperación son demasiado cortos** o las **intensidades aplicadas son excesivas de forma continuada**, lo que puede derivar en **fatiga crónica, sobreentrenamiento o lesiones por sobreuso**.

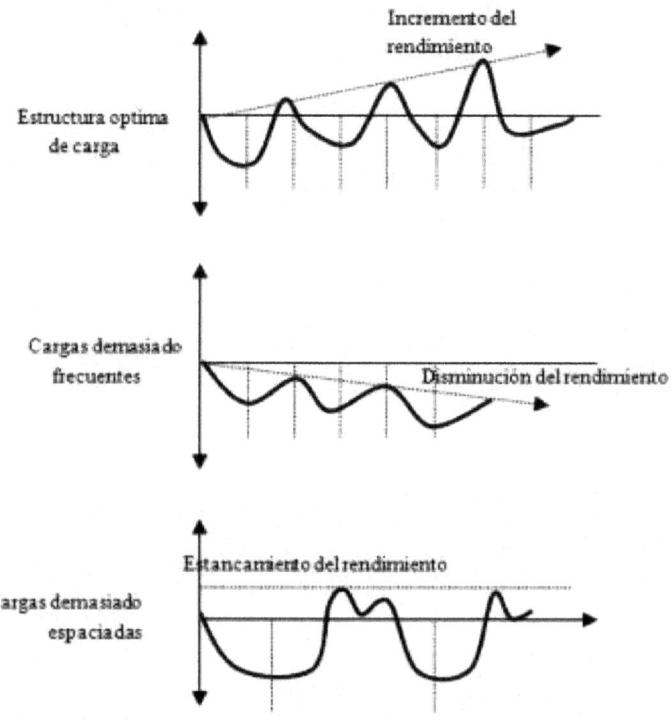

Tema 4. Partes de la sesión y ejercicios básicos

4.1. PARTES DE LA SESIÓN DE ENTRENAMIENTO

Las partes de la sesión que se proponen en este manuscrito son las siguientes:

- **Calentamiento**
  - Ejercicios de mejora del rango de movimiento (ROM)
  - Ejercicios de preparación del movimiento de la parte principal (MP)
- **Trabajo de core**
  - Ejercicios de control motor del complejo cervical y coxo-lumbo-pélvico
  - Ejercicios de activación y regulación del core
- **Parte principal**
  - Ejercicios de potencia y elasticidad (Pliometría)
  - Entrenamiento de fuerza
- **Vuelta a la calma**
  - Ejercicios de control motor
  - Ejercicios de respiración
  - Estiramientos

4.1.1. CALENTAMIENTO

El **calentamiento** constituye una de las partes fundamentales de la sesión. Un calentamiento adecuado permite ejecutar correctamente la **parte principal**, reduciendo el riesgo de lesión. Cosgrove & Rasmussen (Cosgrove & Rasmussen, 2021) dividen el calentamiento en dos fases:

1. **Ejercicios de mejora del rango de movimiento (ROM)** de las articulaciones que se implicarán en la parte principal.

2. **Preparación de los movimientos específicos** que se realizarán en la parte principal.

Por lo tanto, los objetivos del calentamiento son:

- Reducir la **rigidez de los tejidos blandos**, aumentando la viscoelasticidad mediante el incremento de la temperatura.

- Incrementar el **ROM funcional**.

- Activar el **sistema cardiovascular** y aumentar el flujo sanguíneo.

- Estimular el **sistema nervioso central (SNC)** y favorecer la automatización y corrección del **control motor** de posiciones básicas de entrenamiento.

Para lograr estos objetivos, los ejercicios de calentamiento deben cumplir las siguientes características:

- **Intensidad baja**.

- Inicialmente a favor de la gravedad (supino), progresando contra esta (declive).

- Inicialmente **isométricos**, progresando a ejercicios **dinámicos y funcionales**.

- Duración aproximada de **10 a 15 minutos**.

La selección de los ejercicios de calentamiento debe considerar los ejercicios que se realizarán posteriormente en la parte principal. Se recomienda mantener **el mismo volumen**, pero con **intensidades mucho más bajas**, con el objetivo de perfeccionar el control motor y calentar los tejidos. La intensidad puede progresar hasta alcanzar la del entrenamiento efectivo.

A continuación, se propone un ejemplo de calentamiento para una **sesión de miembro inferior**.

ROM (rango de movimiento)	
Movilidad de cadera	Extensión, aducción y rotación principalmente
Movilidad columna torácica	Extensión y movilización de las cinturas escapulares
Movilidad tobillos	Flexión dorsal
Activación de la cadera de pie	Trabajo con bandas elásticas o ejercicios a una pierna
MP (preparación del movimiento)	
Perfeccionamiento y automatización de la bisagra de cadera a una pierna	Peso muerto rumano
Perfeccionamiento y automatización de la zancada asimétrica	1 o 2 variantes de zancada
Perfeccionamiento y automatización de la sentadilla	Sentadilla simétrica
Destreza de movimiento	Correr, skipping, gateo...
Activación neural	Ejercicios de alta frecuencia y baja amplitud durante un breve periodo como un salto de lado a lado del banco

Para **realizar la progresión desde los ejercicios de preparación del movimiento (MP) hasta las series efectivas** —aquellas que realmente generarán un estrés suficiente para inducir adaptaciones— se pueden utilizar dos estrategias principales:

1. **Volumen estable:**

    o   Se mantiene un volumen estable o similar al que se aplicará en la parte principal de la sesión.

- o Se incrementa progresivamente el **peso** hasta alcanzar el estipulado para la sesión.

- o Esta estrategia es muy utilizada en el entrenamiento orientado a **hipertrofia**.

2. **Potenciación postactivación (PAP):**

- o Se realiza una aproximación al **peso de la serie efectiva** sin generar fatiga significativa.

- o Se ejecutan pocas repeticiones en las series de aproximación; a medida que se incrementa el peso, se disminuye el número de repeticiones.

- o Esta estrategia se emplea principalmente en el entrenamiento de **fuerza máxima**.

4.1.1.1. CORE

Dentro del punto denominado **"core"** se expondrá todo lo referente a la estabilización de la columna, incluyendo tanto la **columna cervical** como la **columna lumbar**.

En la práctica habitual de entrenamiento es común observar que:

- Los ejercicios de **abdominales o core** se aplican al final de la sesión.

- Rara vez se incluyen ejercicios destinados a la **columna cervical**.

En el contexto del **ejercicio terapéutico**, esto carece de sentido por los siguientes motivos:

1. **Debilidad de la musculatura profunda cervical y lumbar:**

- o En personas con dolor cervical o lumbar es frecuente encontrar **disminución de fuerza, reducción del área de sección transversal e infiltración grasa** de los músculos profundos.

- o La falta de activación de esta musculatura provoca, de manera progresiva, estas alteraciones morfológicas y funcionales.

2. **Función principalmente isométrica:**

   o La musculatura profunda cervical une la columna cervical con la torácica y los miembros superiores.

   o La musculatura lumbar conecta la columna lumbar con los miembros superiores e inferiores.

   o Su función principal consiste en **mantener la postura y estabilizar ante desequilibrios**, no en generar movimientos dinámicos. Por ello, ejercicios clásicos como los "crunches" tienen **transferencia limitada a la vida diaria**.

3. **Generan activación y autorregulación, no fatiga:**

   o Estudios recientes muestran que el entrenamiento de estos músculos **previo a la parte principal** no aumenta la fatiga, sino que mejora la **autorregulación**, favoreciendo el control del desequilibrio durante los ejercicios principales.

4. **Todos los ejercicios principales requieren control cervical y lumbar:**

   o Cualquier ejercicio de **sentadilla, bisagra de cadera, empuje, tracción o rotación** exige un **trabajo isométrico de mantenimiento de la posición** a nivel cervical y lumbar.

   o Por ello, es **prioritario activar esta musculatura tras el calentamiento**.

Resumen:

- Tras el calentamiento, se debe realizar la **activación de los sistemas estabilizadores cervicales y lumbares**.

- Se dividen los ejercicios de core en dos apartados:

   1. **Control motor de la columna cervical y lumbar**

   2. **Activación y regulación abdominal.**

4.1.1.2. EJERCICIOS DE CONTROL MOTOR DEL COMPLEJO CERVICAL Y LUMBAR

Es **imposible realizar cualquier movimiento funcional sin un adecuado control del complejo cervical y lumbar.** Dos ejemplos ilustran esta premisa:

1. **Press de banca (movimiento de empuje):**

    o   Si la columna cervical no se mantiene en **posición neutra**, se produce una compensación en **extensión cérvico-torácica**, lo que favorece el **vencimiento de la carga** debido a la activación excesiva de la musculatura extensora del tronco.

2. **Bisagra de cadera (fortalecimiento del glúteo mayor):**

    o   Si la columna lumbar no se mantiene en **posición neutra**, aparece **flexión lumbar compensatoria**, reduciendo el rango de movimiento de cadera, disminuyendo el estrés sobre el glúteo mayor y aumentando la carga sobre los **erectores de columna**.

Como **conclusión,** para que la parte principal del entrenamiento sea efectiva, es necesario que exista:

1. Capacidad de **estabilización isométrica** de la columna cervical y lumbar.

2. Capacidad de **disociación de las extremidades superiores e inferiores** manteniendo dicha isometría.

- **ACTIVACIÓN DE LA MUSCULATURA PROFUNDA CERVICAL MEDIANTE EL TEST DE FLEXIÓN CRANEOCERVICAL**
    1. **Control isométrico:**
        a. El paciente se coloca en **supino**, con la **columna cervical en posición neutra**.
        b. Se coloca el **PBU (Unidad de Presión por Biofeedback)** detrás del cuello, en la zona occipital, y se infla hasta alcanzar una **presión base de 20 mmHg**.
        c. Se solicita al paciente realizar una **flexión de la columna cervical superior** (movimiento de "doble mentón") **sin activar la musculatura flexora superficial** (esternocleidomastoideo).
        d. El paciente debe **mantener la contracción isométrica durante 10 segundos**.

e. Se repite el proceso durante **10 series**.

f. Si el paciente completa correctamente las 10 series, se incrementa la presión **2 mmHg** hasta un máximo de **30 mmHg**.

2. **Movimientos de las extremidades durante el control isométrico:**

a. Mientras mantiene la contracción isométrica, el paciente realiza **movimientos de los miembros superiores** en diferentes planos.

b. Estos movimientos pueden ser **simétricos o asimétricos, sincrónicos o asincrónicos**, dependiendo de la planificación de la sesión.

c. Se suelen realizar **los mismos movimientos que se aplicarán posteriormente en la parte principal**, asegurando así la transferencia del control cervical al entrenamiento funcional (Jull et al., 2008).

| Decúbito supino | Decúbito supino con gesto funcional. | Sedestación |
| Levantarse-sentarse | Cuadrupedia | Plancha decúbito lateral y prono |

Plancha en flexión.

- **ACTIVACIÓN DE LA MUSCULATURA PROFUNDA LUMBAR**

1. **Control isométrico:**
   a. El paciente se coloca en **supino**, con las **piernas en flexión de 45-60º de cadera** y **90º de flexión de rodilla.**
   b. Se coloca el **PBU** entre L1 y S1, sobre la altura de la espinosa de L3, y se infla hasta **40 mmHg.**
   c. El paciente realiza la maniobra de **"abdominal drawing-in maneuver"** (contraer el abdomen como "cortar pis y meter tripa"), aumentando la presión entre **42 y 44 mmHg, sin modificar la posición del cuerpo** y **manteniendo una respiración calmada y constante.**
   d. El paciente debe mantener la posición durante **al menos 2 series de 15 segundos cada una.**

2. **Movimientos de las extremidades durante el control isométrico:**
   a. Mientras mantiene la contracción isométrica, el paciente realiza **movimientos de los miembros inferiores** en diferentes planos.
   b. Estos movimientos pueden ser **simétricos o asimétricos, sincrónicos o asincrónicos**, según la planificación de la sesión.
   c. Se suelen realizar **los mismos movimientos que se aplicarán posteriormente en la parte principal**, garantizando la transferencia del control lumbar al entrenamiento funcional (Grooms et al., 2013; Watanabe et al., 2022).

Decúbito supino	Sedestación	Bipedestación
Enseñar levantarse y sentarse	Cuadrupedia	Disociación Coxo-lumbo-pélvica Ejercicio clave (recomendación como signo/síntoma clave a revalorar).
Plancha DL	Plancha DP	Plancha apoyo brazos → progresar hacia el gesto funcional del paciente.

- **EJERCICIOS DE ACTIVACIÓN Y REGULACIÓN DEL CORE**

Una vez que la **musculatura profunda está activada** y su **control motor coordinado** con el resto del cuerpo, se puede proceder a ejercicios de **activación y regulación del core**.

Es especialmente importante realizar **ejercicios combinados**, ya que el core debe ser capaz de **soportar y controlar desequilibrios** en diversas situaciones funcionales.

Funciones principales del core:

- **Antiextensión:** evita la hiperextensión del tronco.

- **Antirotación:** controla la rotación no deseada del tronco.

- **Flexión antilateral:** previene inclinaciones laterales excesivas.

- **Flexión de cadera:** estabiliza la pelvis durante movimientos de cadera.

Tipos de estabilización dentro de esta clasificación:

1. **Estabilización estática:**

   o El tronco permanece estable sin movimiento en ninguna extremidad.

   o Ejemplo: plancha frontal.

2. **Estabilización dinámica:**

   o Una articulación (cadera o hombro) se mantiene estable mientras la otra extremidad realiza movimiento.

3. **Estabilización integrada:**

   o Movimientos dinámicos coordinados de cadera y hombros, imitando patrones funcionales complejos.

ANTIEXTENSION 1		
1	Plancha frontal (inclinada si se requiere regresión)	
2	Plancha frontal con pies en aparato de suspensión	
3	Sierra corporal en sistema de suspensión o con tabla deslizante	
4	Fallout con balón de estabilidad	

ANTIEXTENSION 1		
5	Fallout arrodillado con sistema de suspensión	
6	Roll out arrodillado con rueda abdominal	

ANTIEXTENSION 2		
1	Bicho muerto con toque alterno de talón a 90º con saco de arena	
2	Bicho muerto completo con extensión alterna de piernas con saco de arena	

ANTIEXTENSION 2		
3	Bicho muerto completo con giro alterno de brazos con saco de arena	
4	Bicho muerto completo con elevación alteran de brazos con saco de arena	
5	Sujeción isométrica en posición ahuecada	
6	Balanceo en posición ahuecada	

FLEXIÓN DE CADERA		
1	Baja de pierna sin apoyo con saco de arena	
2	Navaja prona en sistema de suspensión	
3	Escalador en sistema de suspensión	
4	Pica prona en sistema de suspensión	

FLEXIÓN DE CADERA		
5	Elevación de rodillas colgado	
6	Elevación solo excéntrica de piernas colgado	
7	Elevación de piernas colgado	

ANTIRROTACIÓN 1		
1	Perro de caza en cuadrupedia con sujeción isométrica de saco de arena	

ANTIRROTACIÓN 1		
2	Perro de caza en cuadrupedia con arrastre lateral de saco de arena	
3	Oso en cuadrupedia con sujeción isométrica de saco de arena	
4	Oso en cuadrupedia con arrastre lateral de saco de arena	
5	Plancha alta con sujeción isométrica lateral de saco de arena	

ANTIRROTACIÓN 1		
6	Plancha alta con arrastre lateral de saco de arena	

ANTIRROTACIÓN 2		
1	Press antirrotación arrodillado en polea	
2	Press antirrotación medio arrodillado en polea	
3	Leñador o leñador inverso arrodillado con barra en polea	

ANTIRROTACIÓN 2		
4	Leñador o leñador inverso medio arrodillado con barra en polea	
5	Press antirrotación + elevación por encima de la cabeza de pie en polea	
6	Variantes antirrotación de pie	

FLEXIÓN ANTILATERAL		
1	Plancha lateral con saco de arena desde las rodillas	
2	Plancha lateral	
3	Plancha lateral en sistema de suspensión	
4	Plancha lateral + remo a una mano con polea	

FLEXIÓN ANTILATERAL		
5	Farmerwalk con un brazo y una kettlebell	
6	Farmerwalk con una kettlebell invertida	
7	Paseo del camarero a una mano con una kettlebell	

4.1.2. PARTE PRINCIPAL

La parte principal se va a dividir en dos partes, la primera correspondiente a la realización de ejercicios de potencia y pliometría y la segunda parte destinada al entrenamiento de la fuerza.

4.1.2.1. POTENCIA Y PLIOMETRÍA

La parte principal se suele iniciar con los ejercicios técnicamente más complejos y de mayor generación de fuerza en un periodo corto de tiempo.

Esto es así por ser el momento de la sesión en la que menos fatiga muscular existe y por lo tanto existe un mayor control y se puede generar la máxima potencia para el ejercicio.

Dentro de ellos se encuentran los movimientos olímpicos como la arrancada o la cargada, pero no siempre son necesarios.

4.1.2.2. ENTRENAMIENTO DE FUERZA

Para separar el entrenamiento de fuerza e hipertrofia, dentro del ámbito del ejercicio terapéutico, de los entrenamientos de culturismo se debe utilizar rutinas destinadas a los movimientos principales en lugar de a los músculos diana.

El estudio de McLester, Bishop y Guilliams del año 2000 (Lester et al., 2000) comparó entrenar un grupo muscular 3 series un día o 1 serie 3 días a la semana, mostrando este último más ganancias en fuerza y volumen. Por lo tanto, tiene más sentido el entrenamiento por patrones repetidos que el entrenamiento por grupo una vez a la semana.

"Si trabajas los movimientos, los músculos jamás serán olvidados. Si trabajas los músculos el movimiento seguro que será olvidado".

Los movimientos funcionales que trabajan los principales grupos musculares se desglosan en:

- Sentadilla
    - Posición
        - Sentadilla simétrica
        - Sentadilla asimétrica o split
        - Sentadilla a una pierna
    - Carga
        - Frontal

- ▪ Trasera
- ▪ Asimétrica
- Bisagra de cadera
  - o Posición
    - ▪ Puente
    - ▪ Posición simétrica
    - ▪ Posición asimétrica
    - ▪ Posición a una pierna
  - o Carga
    - ▪ Frontal
    - ▪ Trasera
    - ▪ Transversal
    - ▪ Asimétrica
- Empuje
  - o Dirección
    - ▪ Por encima de la cabeza/ vertical
    - ▪ Horizontal
  - o Agarre
    - ▪ Bilateral
    - ▪ Unilateral
- Tracción
  - o Dirección
    - ▪ Vertical (jalones)
    - ▪ Horizontal (remo)
  - o Agarre
    - ▪ Bilateral
    - ▪ Unilateral
- Rotaciones
  - o Absorción de fuerzas
  - o Transmisión de fuerzas
- Desplazamientos
  - o Antero-posteriores
  - o Latero-mediales
  - o Cambios de dirección

Se deben seleccionar primero los ejercicios troncales, denominados así los poliarticulares, polimusculares, y con más capacidad de transferencia a la actividad de la vida diaria o deportiva.

Los últimos ejercicios deben ser los auxiliares, que se corresponden con ejercicios de un único grupo muscular que se complemente con los ejercicios troncales. Se dejan para el final del entrenamiento debido a que la fatiga puede membrar la ergonomía corporal.

Sentadilla: Progresiones en posición asimétrica (escalonada o Split)		
Progresiones	Ejercicio	Imagen
1 (más fácil)	Sentadilla Split asistida → sentadilla Split con peso corporal	
2	Sentadilla Split goblet → sentadilla Split con dos mancuernas	
3	Split goblet con pie posterior levantado → Split con el pie posterior levantado y dos mancuernas	

Sentadilla: Progresiones en posición asimétrica (escalonada o Split)		
Progresiones	**Ejercicio**	**Imagen**
4	Zancada goblet inversa → zancada inversa con dos mancuernas	
5	Zancada hacia delante con dos mancuernas o zancada caminando con dos mancuernas	
6 (más difícil)	Zancada lateral y zancada cruzada hacia atrás.	

Sentadilla: progresiones en posición simétrica (paralela)		
Progresiones	**Ejercicio**	**Imagen**
1 (más fácil)	Sentadilla asistida (máquina o multipower) o sentadilla al cajón con peso corporal	

Sentadilla: progresiones en posición simétrica (paralela)		
Progresiones	Ejercicio	Imagen
2	Sentadilla globlet	
3	Sentadilla frontal con dos kettelbells	
4	Sentadilla frontal con barra	
5	Sentadilla trasera con barra	

Sentadilla: progresiones en posición simétrica (paralela)		
Progresiones	Ejercicio	Imagen
6 (más difícil)	Sentadilla más salto (he puesto esta, que creo que es más compleja)	

Sentadilla: progresiones a una pierna		
Progresiones	Ejercicio	Imagen
1 (más fácil)	Subida al cajón con peso corporal (aumentar o reducir el ROM según sea necesario)	
2	Subida al cajón goblet	

Sentadilla: progresiones a una pierna		
Progresiones	Ejercicio	Imagen
3	Subida al cajón goblet de velocista	
4	Sentadilla de patinador a una pierna	
5	Sentadilla a una pierna al cajón	
6 (más difícil)	Sentadilla a una pierna desde el cajón.	

Bisagra de cadera: progresiones del puente en posición simétrica (paralela)		
Progresiones	Ejercicio	Imagen
1 (más fácil)	Puente de caderas con las dos piernas	
2	Puente de caderas con los hombros elevados	
3	Extensión de caderas supina solo excéntrica con curl de piernas sobre fitball (alternativa: en TRX)	
4	Extensión de caderas supina con curl de piernas sobre balón de estabilidad	

Bisagra de cadera: progresiones del puente en posición simétrica (paralela)		
Progresiones	Ejercicio	Imagen
5	Extensión de caderas supina solo excéntrica con curl de piernas sobre discos deslizantes.	
6 (más difícil)	Extensión de caderas supina con curl de piernas sobre discos deslizantes	

Bisagra de cadera: progresiones en posición simétrica (paralela)		
Progresiones	Ejercicio	Imagen
1 (más fácil)	Peso muerto rumano prisionero con el peso corporal (en máquina o multipower)	

Bisagra de cadera: progresiones en posición simétrica (paralela)		
Progresiones	Ejercicio	Imagen
2	Peso muerto con kettlebell	
3	Peso muerto con barra hexagonal alta o peso muerto rumano	
4	Peso muerto desde bloques	
5	Pero muerto	

Bisagra de cadera: progresiones en posición simétrica (paralela)		
Progresiones	**Ejercicio**	**Imagen**
6 (más difícil)	Peso muerto con déficit o peso muerto con agarre de arrancada (abierto)	

Bisagra de cadera: progresiones a una pierna		
Progresiones	**Ejercicio**	**Imagen**
1 (más fácil)	Peso muerto rumano a una pierna asistido o con el peso corporal	
2	Peso muerto a una pierna desde bloque con una mancuerna o sobre disco deslizante	

Bisagra de cadera: progresiones a una pierna		
Progresiones	**Ejercicio**	**Imagen**
3	Peso muerto rumano a una pierna con mancuerna	
4	Peso muerto rumano a una pierna con dos mancuernas	
5	Peso muerto rumano a una pierna con barra	
6 (más difícil)	Peso muerto rumano a una pierna con déficit este he puesto extra.	

Empuje: progresiones verticales/por encima de la cabeza		
Progresiones	**Ejercicio**	**Imagen**
1 (más fácil)	Press por encima cabeza (press militar) de forma guiada (máquina o multipower)	
2	Press por encima cabeza a una mano, medio arrodillado con kettlebell	
3	Press por encima de la cabeza con dos kettlebells	
4	Press alterno por encima cabeza con kettlebells	

Empuje: progresiones verticales/por encima de la cabeza		
Progresiones	Ejercicio	Imagen
5	Press por encima cabeza con barra/mancuernas	
6 (más difícil)	Empuje de fuerza con barra (movimiento olímpico)	

Empuje: progresiones horizontales (flexiones o fondos de brazos)		
Progresiones	Ejercicio	Imagen
1 (más fácil)	Flexiones o fondos de brazos (inclinados si requiere más ayuda) o en maquina	

Empuje: progresiones horizontales (flexiones o fondos de brazos)		
Progresiones	**Ejercicio**	**Imagen**
2	Flexiones o fondos de brazos resistidos o con pies elevados	
3	Flexiones o fondos de brazos en sistema de suspensión (TRX)	
4	Flexiones o fondos de brazos a una pierna	
5	Flexiones o fondos de brazo en T	

Empuje: progresiones horizontales (flexiones o fondos de brazos)		
Progresiones	**Ejercicio**	**Imagen**
6 (más difícil)	Múltiples variantes (según gesto funcional)	

Empuje: progresiones horizontales (press banca)		
Progresiones	**Ejercicio**	**Imagen**
1 (más fácil)	Press banca guiado (con multipower) (diferente, me ha parecido más fácil) o en máquina	
2	Press banca a una mano con mancuerna	

Empuje: progresiones horizontales (press banca)		
Progresiones	Ejercicio	Imagen
3	Press de banca con mancuernas	
4	Press de banca alterno con mancuernas o con barra	
5	Press de banca variantes (con pies arriba, Larsen press...)	
6 (más difícil)	Press de banca hacia delante con un brazo, o en elemento inestable (fitball...)	

Tracción: Progresiones verticales/por encima cabeza (jalones)		
Progresiones	**Ejercicio**	**Imagen**
1 (más fácil)	Jalón en máquina con agarre neutro → supino → prono	
2	Jalón en polea (bilateral) con agarre neutro → supino → prono	
3	Jalón en polea con agarre cerrado	
4	Jalón unilateral	

Tracción: Progresiones verticales/por encima cabeza (jalones)		
Progresiones	**Ejercicio**	**Imagen**
5	Jalón con agarre neutro en barra	
6 (más difícil)	Dominadas, sería el paso siguiente.	

Tracción: Progresiones verticales/por encima cabeza (dominadas)		
Progresiones	**Ejercicio**	**Imagen**
1 (más fácil)	Dominada guiada (máquina o con gomas)	

Tracción: Progresiones verticales/por encima cabeza (dominadas)		
Progresiones	Ejercicio	Imagen
2	Dominada con agarre neutro	
3	Dominada supina solo excéntrica	
4	Dominada supina	
5	Dominada con agarre prono, solo excéntrico	

Tracción: Progresiones verticales/por encima cabeza (dominadas)		
Progresiones	**Ejercicio**	**Imagen**
6 (más difícil)	Dominada con agarre prono	

Tracción: progresiones horizontales (remo)		
Progresiones	**Ejercicio**	**Imagen**
1 (más fácil)	Remo guiado en maquina o multipower	
2	Remo en polea	

Tracción: progresiones horizontales (remo)		
Progresiones	Ejercicio	Imagen
3	Remo en banco, con apoyo, con mancuernas	
4	Remo con agarre supino (con barra o mancuernas)	
5	Remo a una pierna, con dos puntos de apoyo, agarre neutro y mancuerna	
6 (más difícil)	Remo muerto con agarre prono en barra	

4.1.3. VUELTA A LA CALMA Y DESCANSO

La vuelta a la calma se puede realizar con multitud de actividades. Entre las más utilizadas se pueden englobar:

- La repetición de los ejercicios de control motor expuestos en el apartado del core.
- Ejercicios de respiración diafragmática u otras técnicas de respiración basadas en métodos de relajación como Jacobson o Schultz.
- Estiramientos asintomáticos y controlados de los grupos musculares trabajados.

- **PROGRESIÓN Y REGRESIÓN DE LOS EJERCICIOS**

Un desafío habitual para los fisioterapeutas es elegir los ejercicios adecuados para cada paciente, considerando los recursos disponibles. Esta selección puede convertirse en un factor limitante importante que afecte la correcta aplicación del ejercicio terapéutico. Por ello, a continuación, se presentan nueve principios fundamentales para guiar la progresión y regresión de la dificultad de los ejercicios.

MÁS FÁCIL	PRINCIPIO BÁSICO	MÁS DIFICIL	OBSERVACIONES
REGRESIÓN		PROGRESIÓN	
Más ligero	1. Peso	Más peso	
Base más amplia	2. Amplitud de base de apoyo	Base más estrecha	
Más puntos de contacto	3. Puntos de contacto de la base de apoyo	Menos puntos de contacto	- Se consideran cambios tanto la reducción de puntos como un cambio de posición. Ej. En una plancha la reducción de un brazo supone un aumento de dificultad o en la realización de un ejercicio en supino, el cambio a la bipedestación supone una reducción de los puntos del mismo modo. - Progresar hacia cambios de posiciones más funcionales y con menos apoyo.

MÁS FÁCIL / REGRESIÓN	PRINCIPIO BÁSICO	MÁS DIFICIL / PROGRESIÓN	OBSERVACIONES
Más estable	4. Estabilidad externa	Más inestable	
Más cerca de la base de apoyo; más cerca del eje de rotación	5. Posición del centro de masa con respecto a la base de apoyo o al eje de rotación	Más lejos de la base de apoyo; más lejos del eje de rotación	- Aumentar el brazo de palanca del peso. - Utilización de cargas asimétricas - Utilización de sliders y ruedas como el roll out abdominal.
Menor ROM	6. ROM	Mayor ROM	
Estático	7. Complejidad del movimiento	Dinámico	- Entendemos como complejidad al incremento del número de articulaciones involucradas en el entrenamiento, así como a las diferentes formas de moverse en ejercicios poliarticulares.
Sagital	8. Plano de movimiento	Frontal y transversal	
Más despacio	9. Velocidad	Más rápido	- La velocidad rápida enmascara errores, se debe dominar primero las velocidades lentas y monótonas. - Los tiempos de mayor interés son los excéntricos por el aumento de fuerza. Cuando hay poco control en el rango o el interés es ir aumentando el ROM se puede aumentar la fase isométrica y controlar el concéntrico de una forma lenta. Conforme el control motor del paciente aumente y el ROM se complete se realizará un excéntrico lento y un concéntrico más rápido o incluso explosivo.

- **MEDIOS Y ESTRATEGIAS PARA EL ENTRENAMENTO DE LA FUERZA**

Cuando se habla de entrenamiento de fuerza, a menudo se piensa únicamente en gimnasios con máquinas y pesas, lo cual refleja una concepción limitada del ejercicio terapéutico. En la práctica clínica, existen diversos medios y estrategias que permiten prescribir y programar la fuerza según los recursos disponibles:

- **Calistenia:**
  - o Utiliza el propio peso corporal como resistencia.
  - o La carga depende de la gravedad; las progresiones se basan en la inclinación y la adición de lastres.
  - o Favorece el control motor más que el entrenamiento con máquinas o pesas.
- **Entrenamiento en suspensión:**
  - o Uso de sistemas como TRX para reducir el apoyo y aumentar el desequilibrio y el cambio del centro de gravedad.
  - o La carga no se mide con RM, pero sí con RPE.
  - o Incrementa la activación del core.
- **Peso libre:**
  - o Mancuernas, discos y barras, así como balones medicinales o gomas elásticas.
- **Kettlebells:**
  - o Mejora la fuerza de agarre y del miembro superior por la distribución excéntrica del peso.
  - o Útil para reproducir gestos olímpicos y desarrollar potencia.
  - o Ejercicios clave: Russian swing y Kettlebell swing.
- **Strongman:**
  - o Uso de objetos con agarres complejos y pesos inestables, como neumáticos o barriles.
- **Elementos de inestabilidad:**
  - o Bosu, fitballs y otros elementos que perturban el equilibrio.
  - o Requieren ajustar el %RM a la baja.
  - o Ideales para mejorar el control, menos efectivos para fuerza y potencia.

- **Plataformas de vibración:**

  o Recomendadas para personas mayores o con sarcopenia u osteoporosis, por su efecto en la densidad mineral ósea.

  o Incrementan el reflejo miotático y la contracción involuntaria del músculo.

  o Parámetros sugeridos: 30-45 Hz, 2-4 mm de amplitud, 30-60 segundos de vibración por ejercicio, con igual tiempo de descanso.

- **Blood Flow Restriction (BFR):**

  o Uso de manguitos para restringir parcialmente el flujo arterial y venoso en la extremidad proximal.

  o Entrenamiento con 20-30% RM.

  o Produce fuerza e hipertrofia mediante estrés metabólico.

  o No indicado para cargas altas; útil en rehabilitación post-lesión o post-quirúrgica.

  o No reemplaza el entrenamiento con cargas altas, pero permite iniciar la carga de manera precoz.

- **Electroestimulación:**

  o Dispositivos que generan impulsos eléctricos combinados con contracción muscular activa.

- **TÉCNICAS AVANZADAS DE ENTRENAMIENTO**

Cuando el entrenamiento básico alcanza un punto de estancamiento, se pueden emplear técnicas avanzadas para generar mayor estrés y estimular nuevas adaptaciones musculares y neuromusculares:

- **Isométricos funcionales:**

  o Trabajo isométrico en puntos de debilidad o *sticking point*.

  o 3-10 s para fuerza máxima; >10 s para fuerza general.

  o Se realiza con cargas altas.

  o Mejora el rango de fuerza en 10-30° del punto entrenado.

  o Produce analgesia inmediata.

- **Repeticiones pesadas y negativas forzadas:**
    - o Peso superior al que el paciente puede mover concéntricamente (100% RM + 20-40%).
    - o Necesita compañero (*spotter*).
    - o Puede combinar contracción concéntrica bilateral y excéntrica unilateral.
    - o Genera mayor daño muscular; no se recomienda más de 2-3 semanas continuadas.

- **Resistencia variable:**
    - o Uso de gomas, pulpos o cadenas que modifican la resistencia según el ángulo del gesto.
    - o Orientado a potencia, menos efectivo para fuerza pura.

- **Breaking o drop set:**
    - o Serie descendente con reducción inmediata de peso y sin descanso.
    - o Generalmente se realizan dos reducciones de peso.
    - o Agota las repeticiones en cada intervalo.
    - o Se usa como última serie por su alto estrés metabólico.

- **Series compuestas:**
    - o **Series compuestas:** ejercicios del mismo grupo muscular.
    - o **Superseries:** músculos antagonistas.
    - o **Series gigantes:** más de tres ejercicios del mismo grupo muscular.
    - o Tiempo mínimo o nulo de descanso entre ejercicios.

- **Series no continuas o *cluster*:**
    - o Pausas de 10-30 s entre racimos de 1-5 repeticiones.
    - o Distribuye la carga en varios bloques dentro de la serie.
    - o Útil en pacientes con dolor, fatiga o patología cardiopulmonar.

- **Flushing:**
    - o Última serie con aumento de repeticiones y disminución de la intensidad.
    - o Genera aumento de vascularización.

- **Super slow system:**
  - Tiempos bajo tensión prolongados, p. ej., 10/0/4-6 s.
  - Se usan RM <80% para no fatigar excesivamente.
- **Método de onda ascendente:**
  - Variación de repeticiones e intensidad dentro del set (ej.: 8 reps al 73% RM, 6 reps al 77%, 4 reps al 81%, 8 reps al 73%).
  - Se mantiene el mismo RIR.
  - Incrementa la variación y evita monotonía en el entrenamiento.
- **Método de onda descendente:**
  - Similar al anterior, pero disminuyendo la intensidad y aumentando las repeticiones por serie (ej.: 8/10/12, 6/8/10, 4/6/8).

Tema 5. Ejercicio terapéutico en pacientes con dolor

5.1. SISTEMAS Y TIPOS DE DOLOR

Nervio, cápsula, ligamentos, músculo, tendón... todos los tejidos pueden sufrir diferentes tipos de lesiones y presentar síntomas característicos (Chimenti et al., 2018; Nijs et al., 2015).

5.1.1. EL SISTEMA NERVIOSO Y EL DOLOR NEUROPÁTICO

El tejido neural puede verse afectado por diferentes factores, como inflamación (por ejemplo, radiculitis), compresión mecánica (síndrome del túnel carpiano) o alteraciones metabólicas (como en la diabetes mellitus). El dolor generado por estas alteraciones se clasifica como **dolor neuropático**, el cual suele presentar las siguientes características:

- Sensación punzante, quemante, eléctrica o similar.
- Dolor nocturno y/o en reposo, especialmente durante fases inflamatorias.
- Adormecimiento, hormigueo o pérdida de fuerza en la zona afectada.
- Distribución del dolor a lo largo del trayecto de la raíz nerviosa o del nervio periférico involucrado.
- La valoración incluye **exploración neurológica** y realización de **test neurodinámicos** para confirmar la implicación del tejido neural.

5.1.2. EL SISTEMA MUSCULOESQUELÉTICO Y EL DOLOR NOCICEPTIVO

El **tejido capsulo-ligamentoso** puede generar síntomas debido a:

- **Inflamación**, como en la fase aguda de una lesión traumática.
- **Estrés mecánico**, por ejemplo, sobreestiramiento articular.

El **tejido blando** (músculo y tendón) puede provocar dolor por:

- **Inflamación**.
- **Estrés mecánico**, como en una rotura muscular.
- **Sobreuso**, como en tendinopatías.

En términos generales, cualquier estímulo que active los nociceptores en estas estructuras produce **dolor nociceptivo**, caracterizado por:

- Dolor **local**, que puede irradiar a zonas relacionadas con el tejido dañado.
- **Empeora con carga, compresión o tensión**, de forma mecanosensible.
- **Sensibilización periférica**, sin afectación central.
- Las **estructuras capsulo-ligamentosas** suelen doler ante **movimientos pasivos**.
- Las **estructuras musculotendinosas** pueden doler ante **movimientos pasivos y activos**.

5.1.3. TEJIDOS SIN LESIÓN ESTRUCTURAL Y DOLOR NOCIPLÁSTICO

El **dolor nociplástico** se produce cuando el **sistema nervioso central (SNC)** presenta una **alteración en el procesamiento del dolor**, de manera que aumenta la excitabilidad y disminuye las respuestas inhibitorias, incluso en ausencia de lesión activa en los tejidos. Esto puede ocurrir tras lesiones previas, intervenciones quirúrgicas o de forma **idiopática**.

Sus características principales son:

- **Dolor generalizado y desproporcionado** respecto al estímulo o lesión.
- **Distribución ilógica o no relacionada** con patrones anatómicos de tejido.
- **Factores agravantes o alivio** que no siguen reglas mecánicas.

- **Hipersensibilidad** aumentada.
- **Sensibilización periférica y central**.
- **Central Sensitization Inventory (CSI) > 40 puntos**, indicando mayor implicación del SNC.

5.1.4. OTROS FACTORES AGRAVANTES DEL DOLOR

- **Insomnio:** La falta de sueño o un descanso de mala calidad se asocia con una **peor modulación del dolor**, aumentando la percepción dolorosa y la sensibilidad central.
- **Sobrepeso u obesidad:** La presencia de exceso de peso, especialmente **grasa visceral**, se relaciona con mayor riesgo de ciertas patologías y contribuye a un **aumento de la percepción del dolor** debido a la liberación de **sustancias proinflamatorias**.

5.2. ADAPTACIONES DEL SISTEMA MUSCULO-ESUQLÉTICO EN PACIENTES CON DOLOR

En el siguiente esquema se muestra de forma gráfica que suele ocurrir con frecuencia en los pacientes que presentan dolor y acuden a atención fisioterápica.

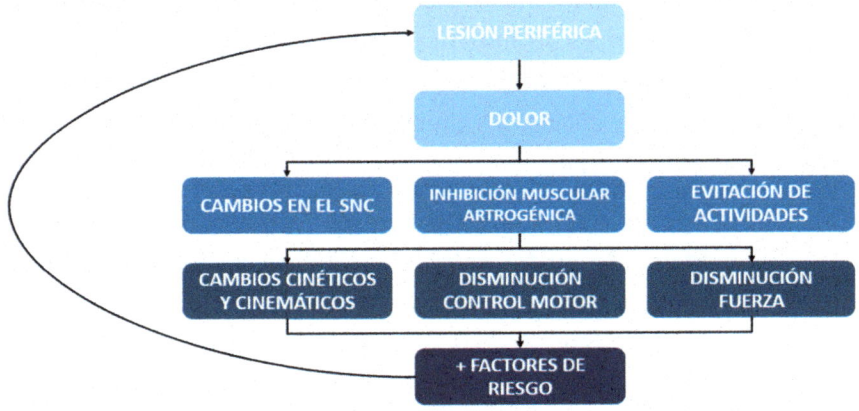

De manera general, la mayoría de los pacientes inician con una lesión periférica (aunque en el caso del dolor nociplástico puede no existir lesión previa) que provoca dolor por afectación de los tejidos. Tanto el dolor agudo como el crónico generan cambios a nivel del sistema nervioso central, que aunque no se comprenden completamente, producen **inhibición muscular artrogénica**.

Paralelamente, pueden aparecer **factores psicosociales**, como la evitación de actividades que reproducen dolor. Tanto la inhibición artrogénica como la evitación generan alteraciones en la **cinética y cinemática**, provocando:

- Disminución del **control motor**
- Alteración de los **patrones de movimiento**
- Reducción de la **fuerza muscular** en los músculos implicados

Estos cambios actúan como **factores de riesgo** para nuevas lesiones periféricas y perpetuación del dolor. A medida que la situación se prolonga, los tejidos blandos pueden evolucionar de inhibición a **atrofia, infiltración grasa y fibrosis**, estableciendo un **círculo vicioso** que dificulta cada vez más la recuperación (Hodges, 2016; Mhalla et al., 2010; Nguyen, 2013; Rice & McNair, 2010; Vlaeyen & Linton, 2000).

5.3. EL EJERCICIO TERAPÉUTICO EN PACIENTES CON DOLOR

En los últimos años, la evidencia científica ha mostrado un aumento considerable en los beneficios del **ejercicio terapéutico**, especialmente del **entrenamiento de fuerza**, en una amplia variedad de pacientes: desde lesiones neuro-musculo-esqueléticas traumáticas hasta patologías crónicas como fibromialgia o síndrome de fatiga crónica. Aunque todavía se desconoce el alcance total de sus beneficios, los efectos principales del entrenamiento de fuerza incluyen:

- **Prevención de lesiones agudas:** se ha observado una reducción de aproximadamente un tercio en la incidencia de lesiones, gracias a la **mecanotransducción**, que mejora la fuerza y la coordinación intra e intermuscular, aumentando la estabilización articular.
- **Reducción de patologías por sobreuso:** se puede disminuir hasta un 50% la aparición de tendinopatías, mediante la **síntesis de tejido y la mejora de sus capacidades mecánicas**, aumentando el volumen de la unión miotendinosa y repartiendo mejor las cargas.

- **Mejora de patologías articulares y relacionadas con el envejecimiento:** el entrenamiento de fuerza favorece la absorción de cargas por el tejido muscular, protegiendo estructuras pasivas como cápsula, ligamentos, cartílago y hueso, lo que es beneficioso en inestabilidades, procesos artrósicos, osteopenia, osteoporosis, sarcopenia y osteosarcopenia.
- **Disminución de la inflamación sistémica:** la reducción de masa grasa y tejido adiposo visceral aumenta el metabolismo y mejora los síntomas en patologías como arterioesclerosis, fibromialgia, síndrome de fatiga crónica e incluso ciertos tumores.

En conjunto, estas evidencias indican que el **entrenamiento de fuerza puede revertir muchas de las adaptaciones negativas observadas en pacientes con dolor**. Además, en estos pacientes se ha demostrado que:

- Aumenta la liberación de **citoquinas antiinflamatorias**.
- Mejora la **mecanotransducción**, incrementando la capacidad mecánica de los tejidos.
- Se liberan **opioides endógenos, noradrenalina y serotonina**, potenciando el sistema de inhibición descendente del dolor.
- En dolor crónico, se producen cambios en la conectividad de estructuras cerebrales como la **corteza prefrontal** y la **amígdala**, implicadas en el procesamiento del dolor, favoreciendo su regulación.

D: daño; Dc: daño crítico.

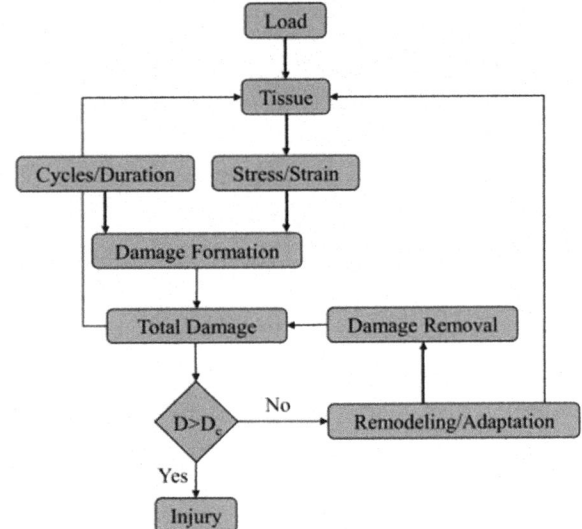

Esquema extraído del artículo "Modeling Overuse Injuries in Sport as a Mechanical Fatigue Phenomenon" (Edwards, 2018).

5.4. PROGRAMACIÓN Y PERIODIZACIÓN BÁSICA EN PACIENTES CON DOLOR MUSCULOESQUELÉTICO

En el entrenamiento de fuerza, se ha demostrado que la mejora de la fuerza depende de los mecanismos activados según los **volúmenes e intensidades** aplicados. En términos generales, la evidencia del ámbito del rendimiento indica que las **adaptaciones musculares se optimizan con altas intensidades y volúmenes relativamente bajos**.

Sin embargo, en el contexto del **ejercicio terapéutico para pacientes con dolor**, la situación cambia. Pacientes con dolor agudo o por sobreuso del tejido no toleran el entrenamiento de la misma manera que individuos sanos que buscan mejoras en el rendimiento. Según **Edwards (2018)**, en estos pacientes se recomienda comenzar con **intensidades moderadas y volúmenes más altos**, ya que son mejor tolerados y reducen el riesgo de lesión.

No obstante, este estudio advierte que **volúmenes elevados también pueden incrementar la fatiga periférica y central**, incluso a intensidades moderadas. Por ello, se sugiere trabajar con cargas moderadas y **RPE o CE no máximos**, equilibrando el estímulo para favorecer la adaptación sin sobrecargar al paciente (Edwards, 2018).

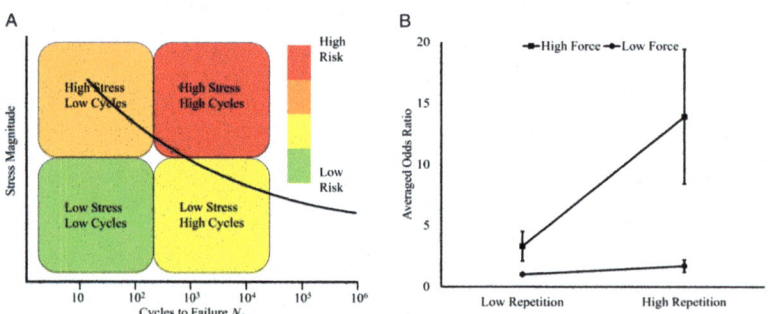

Figure 2.   A. Theoretical stress-life plot and patterns of fatigue failure risk for different combinations of loading magnitude and loading cycles. B. Averaged odds ratios for epidemiological studies that examined musculoskeletal disorder risk as a function of loading magnitude and loading cycles (22). [Adapted from (23). Copyright © 2017 Taylor & Francis Group. Used with permission.]

Imágenes extraídas del artículo "Modeling Overuse Injuries in Sport as a Mechanical Fatigue Phenomenon".

Otros estudios han apoyado estas hipótesis observando que los programas de alta intensidad no producen mayores mejoras en comparación con programas de baja y media intensidad en las características clínicas de pacientes con artrosis de rodilla (Messier et al., 2013, 2021).

En consecuencia, **aumentar la intensidad o el volumen por sí solo no garantiza mejores resultados**. Lo importante es encontrar el **volumen e intensidad óptimos** para cada paciente, de modo que se genere una adaptación efectiva sin sobrecarga, y **mantener esos parámetros hasta observar signos de estancamiento**.

Para controlar la correcta dosificación del entrenamiento, se deben supervisar:

- **Disconfort durante el programa**: evaluar cómo responde el paciente al esfuerzo y al dolor durante y después de la sesión.
- **Recuperación entre sesiones**: medir la capacidad del paciente para rendir adecuadamente en entrenamientos sucesivos.
- **Tiempos biológicos de recuperación del tejido**: respetar los periodos necesarios para que el tejido afectado se recupere y se produzcan adaptaciones seguras y efectivas.

5.4.1. DISCONFORT

Durante la sesión, **los pacientes con dolor** —especialmente aquellos con patologías por sobreuso o crónicas— pueden experimentar un **grado de disconfort entre 0 y 2**. En ocasiones, este disconfort puede elevarse hasta **6**, siempre que:

- **No genere ansiedad** durante el entrenamiento.
- **No aumente de forma progresiva** mientras se realizan las adaptaciones necesarias.

El objetivo es mantener un estímulo seguro y tolerable que permita **progresar en fuerza y movilidad sin exacerbar el dolor** (Smith et al., 2017).

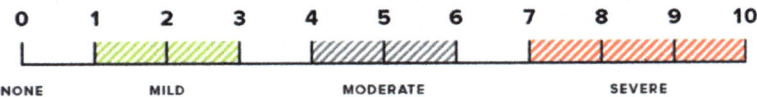

5.4.2. RECUPERACIÓN ENTRE SESIONES

Para evaluar si **el tiempo de descanso entre sesiones** ha sido suficiente y si **el volumen e intensidad de la sesión anterior** fueron adecuados sin provocar fatiga excesiva, se puede utilizar la **Escala de Recuperación Percibida.**

- El paciente debe situarse idealmente entre **7 y 10** antes de comenzar la siguiente sesión.

- Una puntuación **inferior a 7** puede indicar:

  o Programación inadecuada del **volumen o intensidad.**
  o Elección de **ejercicios inapropiados.**
  o Necesidad de **mayor tiempo de recuperación** antes de la siguiente sesión.

Esta herramienta permite ajustar el entrenamiento de manera individualizada y prevenir sobrecarga o lesiones (Laurent et al., 2011).

Perceived Recovery Status Scale

10	Very well recovered / Highly energetic	
9		Expect Improved Performance
8	Well recovered / Somewhat energetic	
7		
6	Moderately recovered	
5	Adequately recovered	Expect Similar Performance
4	Somewhat recovered	
3		
2	Not well recovered / Somewhat tired	
1		Expect Declined Performance
0	Very poorly recovered / Extremely tired	

*Escala extraída del artículo *"A practical approach to monitoring recovery: development of a perceived recovery status scale".*

5.4.3. TIEMPOS DE RECUPERACIÓN DEL TEJIDO

De manera general, en las **primeras 2-4 semanas tras una lesión periférica**, se recomienda:

- **Tipo de trabajo:** isométrico o dinámico **sin carga.**

- **Intensidad:** cercana al **25% del RM.**

- **Volumen:** alto, aproximadamente **20-30 repeticiones por hora**, repartidas en **3-9 series por sesión.**

- **Objetivo:** activar las **integrinas** y comenzar a generar **mecanotransducción** en el tejido.

- **Progresión:** lineal, aumentando **intensidad** y disminuyendo **volumen** a medida que avanza la recuperación.

- **Disconfort:** inicialmente lo más cercano a **0**, evitando dolor.

- **Ajustes:** los parámetros deben adaptarse según el **tipo de tejido lesionado** y la tolerancia del paciente.

Este enfoque busca **estimular el tejido sin generar daño adicional**, preparando la base para fases posteriores de fuerza y movilidad.

5.4.2.1. MÚSCULO

- Reparación entre 4-6 semanas
- Capacidad normal 12-14 semanas
- Remodelación de 6 a 12 meses

5.4.2.2. TENDÓN

- Reparación en torno a unas 2 semanas
- Proliferación de fibroblastos unas 10 semanas
- Remodelación hasta 1 año

5.4.2.3. LIGAMENTOS

- Reparación en torno a unas 2 semanas
- Proliferación de fibroblastos unas 10 semanas
- Remodelación hasta 1 año

5.4.2.4. HUESO

- Se forma el callo óseo a las 2 semanas
- Formación del hueso trabecular a las 6 semanas
- Remodelación hasta 5 años

5.4.3. TERAPIA MULTIMODAL

Pacientes que presenten más barreras a la realización de ejercicio se intentará controlar el dolor, la fatiga y los tiempos de recuperación mediante otro tipo de terapias como terapia manual o electroterapia. Estas técnicas van a producir un estímulo que modulará tanto el sistema nervioso periférico con el SNC, aumentando la inhibición del dolor (Bialosky et al., 2009).

Bibliografía

Andrews, A. W., Thomas, M. W., & Bohannon, R. W. (1996). Normative values for isometric muscle force measurements obtained with hand-held dynamometers. *Physical Therapy*, *76*, 248–259.

Bialosky, J. E., Bishop, M. D., Price, D. D., Robinson, M. E., & George, S. Z. (2009). The mechanisms of manual therapy in the treatment of musculoskeletal pain: A comprehensive model. *Manual Therapy*, *14*(5), 531–538. https://doi.org/10.1016/j.math.2008.09.001

Bohannon, R. W. (2006). Reference values for the timed up and go test: A descriptive meta-analysis. *Journal of Geriatric Physical Therapy*, *29*(2), 64–68. https://doi.org/10.1519/00139143-200608000-00004

Bohannon, R. W., Bubela, D. J., Magasi, S. R., Wang, Y. C., & Gershon, R. C. (2010). Sit-to-stand test: Performance and determinants across the age-span. *Isokinetics and Exercise Science*, *18*(4), 235–240. https://doi.org/10.3233/IES-2010-0389

Bohannon, R. W., Steffl, M., Glenney, S. S., Green, M., Cashwell, L., Prajerova, K., & Bunn, J. (2018). The prone bridge test: Performance, validity, and reliability among older and younger adults. *Journal of Bodywork and Movement Therapies*, *22*(2), 385–389. https://doi.org/10.1016/j.jbmt.2017.07.005

Bompa, T. O., & Buzzichelli, C. A. (2017). *Periodización del entrenamiento deportivo* (Paidotribo, Ed.; 4th ed.).

Bueno-Gracia, E., Estébanez-de-Miguel, E., López-de-Celis, C., Shacklock, M., Caudevilla-Polo, S., González-Rueda, V., & Pérez-Bellmunt, A. (2020). Effect of ankle dorsiflexion on displacement and strain in the tibial nerve and biceps femoris muscle at the posterior knee during the straight leg raise: Investigation of specificity of nerve movement. *Clinical Biomechanics (Bristol, Avon)*, *75*. https://doi.org/10.1016/J.CLINBIOMECH.2020.105003

Chimenti, R. L., Frey-Law, L. A., & Sluka, K. A. (2018). A mechanism-based approach to physical therapist management of pain. *Physical Therapy*, *98*(5), 302–314. https://doi.org/10.1093/ptj/pzy030

Cosgrove, A., & Rasmussen, C. (2021). *Diseño de programas de entrenamiento. Guía práctica para profesionales del acondicionamiento físico y el deporte* (TUTOR, Ed.; 1st ed.).

Couppé C, Thorborg K, Hansen M, Fahlström M, Bjordal JM, Nielsen D, et al. Shoulder rotational profiles in young healthy elite female and male badminton players. Scand J Med Sci Sport. 2014;24(1):122–8.

Domenech, M. A., Sizer, P. S., Dedrick, G. S., McGalliard, M. K., & Brismee, J. M. (2011). The Deep Neck Flexor Endurance Test: Normative Data Scores in Healthy Adults. *PM and R, 3*(2), 105–110. https://doi.org/10.1016/j.pmrj.2010.10.023

Dourado, V. Z., Nishiaka, R. K., Simões, M. S. M. P., Lauria, V. T., Tanni, S. E., Godoy, I., Gagliardi, A. R. T., Romiti, M., & Arantes, R. L. (2021). Classification of cardiorespiratory fitness using the six-minute walk test in adults: Comparison with cardiopulmonary exercise testing. *Pulmonology, 27*(6), 500–508. https://doi.org/10.1016/j.pulmoe.2021.03.006

Edwards, W. B. (2018). Modeling Overuse Injuries in Sport as a Mechanical Fatigue Phenomenon. *Exercise and Sport Sciences Reviews, 46*(4), 224–231. https://doi.org/10.1249/JES.0000000000000163

Gale, C. R., Martyn, C. N., Cooper, C., & Sayer, A. A. (2007). Grip strength, body composition, and mortality. *International Journal of Epidemiology, 36*(1), 228–235. https://doi.org/10.1093/ije/dyl224

Gonzalez-Badillo, J. J. (2002). *Fundamentos del entrenamiento de fuerza.*

González-Badillo, J. J., & Ribas-Serna, J. (2019). *Fuerza, velocidad y rendimiento físico y deportivo* (1st ed.).

Grooms, D. R., Grindstaff, T. L., Croy, T., Hart, J. M., & Saliba, S. A. (2013). Clinimetric analysis of pressure biofeedback and transversus abdominis function in individuals with stabilization classification low back pain. *Journal of Orthopaedic and Sports Physical Therapy, 43*(3), 184–193. https://doi.org/10.2519/jospt.2013.4397

Hébert-Losier, K., Wessman, C., Alricsson, M., & Svantesson, U. (2017). Updated reliability and normative values for the standing heel-rise test in healthy adults. *Physiotherapy (United Kingdom), 103*(4), 446–452. https://doi.org/10.1016/j.physio.2017.03.002

Hodges, P. W. (2016). Motor control and pain. In *Mechanisms and management of pain for the physical therapists* (2nd ed.). Wolters Kluwer Health.

Hogrel, J. Y. (2015). Grip strength measured by high precision dynamometry in healthy subjects from 5 to 80 years. *BMC Musculoskeletal Disorders, 16*(1). https://doi.org/10.1186/s12891-015-0612-4

Jull, G. A., O'Leary, S. P., & Falla, D. L. (2008). Clinical Assessment of the Deep Cervical Flexor Muscles: The Craniocervical Flexion Test. *Journal of Manipulative and Physiological Therapeutics, 31*(7), 525–533. https://doi.org/10.1016/j.jmpt.2008.08.003

Kaltenborn, F. M., Evjenth, Olaf., Kaltenborn, T. Baldauf., Morgan, Dennis., & Vollowitz, Eileen. (2014). *Manual mobilization of the joints : joint examination and basic treatment. Volume I, The extremities* (Orthopedic Physical Therapy Products, Ed.).

Laurent, C. M., Green, J. M., Bishop, P. A., Sjökvist, J., Schumacker, R. E., Richardson, M. T., & Curtner-Smith, M. (2011). A practical approach to monitoring recovery: Development of a perceived recovery status scale. *Journal of Strength and Conditioning Research, 25*(3), 620–628. https://doi.org/10.1519/JSC.0b013e3181c69ec6

Lester, J., Bishop, P., & Guilliams, M. E. (2000). Comparison of 1 day and 3 days per week of equal-volume resistance training in experienced subjects. *Journal of Strenght and Conditioning Research, 14*(3), 273–281.

Liguori, G., Feito, Y., Fountaine, C., & Roy, B. A. (2021). *Manual ACSM para la valoración y prescripción del ejercicio* (W. Kluwer, Ed.).

Mayhew, J., Johnson, B. D., LaMonte, M. J., Lauber, D., & Kemmler, W. (2008). Accuracy of prediction equations for determining one repetition maximum bench press in women before and after resistance training. *The Journal of Strength and Conditioning Research, 22*(5), 1570–1577.

Messier, S. P., Mihalko, S. L., Beavers, D. P., Nicklas, B. J., Devita, P., Carr, J. J., Hunter, D. J., Lyles, M., Guermazi, A., Bennell, K. L., & Loeser, R. F. (2021). Effect of high-intensity strength training on knee pain and knee joint compressive forces among adults with knee osteoarthritis: The START randomized clinical trial. *JAMA - Journal of the American Medical Association, 325*(7), 646–657. https://doi.org/10.1001/jama.2021.0411

Messier, S. P., Mihalko, S. L., Beavers, D. P., Nicklas, B. J., Devita, P., Carr, J. J., Hunter, D. J., Williamson, J. D., Bennell, K. L., Guermazi, A., Lyles, M., & Loeser, R. F. (2013). Strength Training for Arthritis Trial (START): design and rationale. *BMC Musculoskeletal Disorders, 14*(1), 208. https://doi.org/10.1186/1471-2474-14-208

Mhalla, A., de Andrade, D. C., Baudic, S., Perrot, S., & Bouhassira, D. (2010). Alteration of cortical excitability in patients with fibromyalgia. *Pain, 149*(3), 495–500. https://doi.org/10.1016/j.pain.2010.03.009

Nakhostin-Ansari, A., Naghshtabrizi, N., Naghdi, S., Ghafouri, M., Khalifeloo, M., Mohammadzadeh, M., Vezvaei, P., & Nakhostin Ansari, N. (2022). Normative values of functional reach test, single-leg stance test, and timed "UP and GO" with and without dual-task in healthy Iranian adults: A cross-sectional study. *Annals of Medicine and Surgery, 80*(December 2021), 104053. https://doi.org/10.1016/j.amsu.2022.104053

Nguyen, B. M. (2013). Myofascial trigger point, falls in the elderly, idiopathic knee pain and osteoarthritis: An alternative concept. *Medical Hypotheses, 80*(6), 806–809. https://doi.org/10.1016/j.mehy.2013.03.016

Nijs, J., Apeldoorn, A., Hallegraeff, H., Clark, J., Smeets, R., Malfliet, A., Girbé, E. L., De Kooning, M., & Ickmans, K. (2015). Low back pain: Guidelines for the clinical classification of predominant neuropathic, nociceptive, or central sensitization pain. *Pain Physician, 18*(3), E333–E346. https://doi.org/10.36076/ppj.2015/18/e333

Rice, D. A., & McNair, P. J. (2010). Quadriceps Arthrogenic Muscle Inhibition: Neural Mechanisms and Treatment Perspectives. *Seminars in Arthritis and Rheumatism, 40*(3), 250–266. https://doi.org/10.1016/j.semarthrit.2009.10.001

Rikli, R. E., & Jones, C. J. (2013). Development and validation of criterion-referenced clinically relevant fitness standards for maintaining physical independence in later years. *Gerontologist, 53*(2), 255–267. https://doi.org/10.1093/geront/gns071

Schoenfeld, B. J., Peterson, M. D., Ogborn, D., Contreras, B., & Sonmez, G. T. (2015). Effects of low- vs. High-load resistance training on muscle strength and hypertrophy in well-trained men. In *Journal of Strength and Conditioning Research* (Vol. 29, Issue 10). https://doi.org/10.1519/JSC.0000000000000958

Smith, B. E., Hendrick, P., Smith, T. O., Bateman, M., Moffatt, F., Rathleff, M. S., Selfe, J., & Logan, P. (2017). Should exercises be painful in the management of chronic musculoskeletal pain? A systematic review and meta-analysis. *British Journal of Sports Medicine, 51*(23), 1679–1687. https://doi.org/10.1136/bjsports-2016-097383

Thorborg K, Petersen J, Magnusson SP, Hölmich P. Clinical assessment of hip strength using a hand-held dynamometer is reliable. Scand J Med Sci Sport. 2010;20(3):493–501.

Thorborg K, Bandholm T, Hölmich P. Hip- and knee-strength assessments using a hand-held dynamometer with external belt-fixation are inter-tester reliable. Knee Surgery, Sport Traumatol Arthrosc. 2013;21(3):550–5.

Vlaeyen, J., & Linton, S. (2000). Fear-avoidance and its consequences in chronic musculoskeletal pain: a state of the art. *Pain, 85*(3), 317–332. https://doi.org/10.1007/s10865-006-9085-0

Watanabe, Y., Kato, K., Otoshi, K., Tominaga, R., Kaga, T., Igari, T., Sato, R., Oi, N., & Konno, S. ichi. (2022). Associations between core stability and low back pain in high school baseball players: A cross-sectional study. *Journal of Orthopaedic Science, 27*(5), 965–970. https://doi.org/10.1016/j.jos.2021.05.010